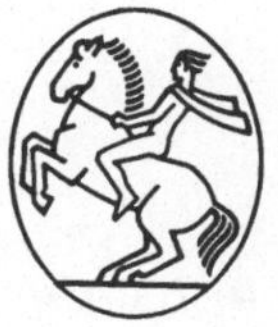

Österreichische Gesellschaft für
Psychoonkologie (Hrsg.)

# Jahrbuch der Psychoonkologie 1995

Springer-Verlag Wien New York

Österreichische Gesellschaft
für Psychoonkologie
Berggasse 20/25
A-1090 Wien

Gedruckt mit Unterstützung des
Bundesministeriums für Wissenschaft und Forschung



Satz und Druck: Ferdinand Berger & Söhne Ges.m.b.H., A-3580 Horn
Gedruck auf säurefreiem, chlorfrei gebleichtem Papier – TCF

Mit 7 Abbildungen

ISSN 0949-0213
ISBN-13: 978-3-211-82753-6     e-ISBN-13: 978-3-7091-9443-0
DOI: 10.1007/978-3-7091-9443-0

# Inhaltsverzeichnis

# Autorenverzeichnis

*Baldauf Dietlinde*, Beratungsstelle der Vorarlberger Krebshilfe, Angelika-Kauffmann-Straße 8/7/27, A-6845 Hohenems

*Bilek Hans Peter*, Dr. med., Facharzt für Psychiatrie und Neurologie, Psychotherapeut, Obmann der Österreichischen Gesellschaft für Psychoonkologie, Berggasse 20/25, A-1090 Wien

*Büntig Wolf E.*, Dr. med., Arzt – Psychotherapie, Zist 3, D-82377 Penzberg

*Fritzsche Kurt*, Dr. med., Arzt für Innere Medizin, Psychotherapie, Psychoanalyse, Oberarzt für den Psychosomatischen Konsil- und Liaisondienst, Abteilung Psychotherapie und Psychosomatische Medizin, Hauptstraße 8, D-79104 Freiburg

*Hartmann Matthias*, Dipl. Psychologe, Soziologe M. A., Psychotherapeut BDP, Tulpenweg 4a, D-64839 Münster bei Dieburg

*Hladschik Birgit*, Mag., Klinische Psychologin, Gesundheitspsychologin, Klinische Abteilung für Onkologie, Universitätsklinik für Innere Medizin, Währinger Gürtel 18–20, A-1090 Wien

*Kopp Martin*, Mag., Abteilung für Klinische Psychologie, Universitätsklinik für Psychiatrie, Anichstraße 35, A-6020 Innsbruck

*Linemayr Günther*, Dr. med., Facharzt für Innere Medizin, Psychotherapeut, Neugebäudestraße 4, A-1110 Wien

*Schlömer-Doll Ute*, Dr., Dipl. Psychologin, Psychotherapeutin, Abteilung für Medizinische Psychologie, Universitätskrankenhaus Hamburg-Eppendorf, Martinistraße 52, D-20246 Hamburg

*Wilhelm Inge*, A-3400 Klosterneuburg

# Leben mit dem Abschied –
# Ein Fortbildungsseminar zur Kompetenz- und Gesundheitsförderung für Pflegepersonal und Medizinisch-Technische Assistenten

U. Schlömer-Doll und M. Frost

In Kooperation der Abteilung für Medizinische Psychologie mit der Abteilung für Strahlentherapie des Universitätskrankenhauses Hamburg-Eppendorf wurden im Zeitraum von 1990 bis 1994 die psychische Situation von Strahlentherapiepatienten erforscht und psychologische Interventionen zur Unterstützung entwickelt. Weiterhin wurde ein einwöchiges Fortbildungsseminar zur Kompetenz- und Gesundheitsförderung für das Pflegepersonal und Medizinisch-Technische Assistenten konzipiert, erprobt, beforscht und weiterentwickelt.

## 1. Zur Situation des Klinikpersonals

Die psychische Belastung des Klinikpersonals auf onkologischen und intensivmedizinischen Stationen ist groß. Aber auch in den sogenannten normalen Abteilungen ist das Personal oft mit Krebskranken und Sterbenden konfrontiert.

Ungeachtet der Tatsache, daß etwa 90% der Bundesbürger in Krankenhäusern sterben, sind Krankenhäuser auf das Sterben von Menschen nur wenig eingerichtet.

Viele Studien belegen die Belastungen, denen Ärzte, Pflegepersonal (Koch und Schmeling 1982, Bartholomeyczik 1987, Burisch 1989, Herschbach 1991, Muthny und Beutel 1990, Muthny 1991) und Medizinisch-Technische Assistenten (Donath 1991) ausgesetzt sind.

Vor allem das Pflegepersonal braucht „Pflege", um mit den psychischen und physischen Belastungen langfristig fertig zu werden. Die durchschnittliche Berufstätigkeit beim Krankenpflegepersonal beträgt nur fünf Jahre (Herschbach 1991).

Medizinisch-Technische Assistenten (MTAs) in der Strahlentherapie sind mit schwerkranken, verunsicherten und ängstlichen Krebspatienten konfrontiert. In der technischen Welt sind sie wichtige Bezugspersonen für diese Patienten. Obgleich der Kontakt vor und nach der Bestrahlung aus organisatorischen Gründen eher kurz ist, sind die Begegungen oft intensiv. Die Belastung der MTAs potenziert sich durch die große Anzahl der Patienten, mit denen sie tagtäglich konfrontiert sind.

Psychosoziale Betreuung und Begleitung ist ein wichtiger Aspekt medizinischer, medizinisch-technischer und pflegerischer Betreuung von Patienten und sollte sich deshalb nicht zu einem ausschließlichen Feld von psychoonkologischen Spezialisten entwickeln.

Die Erfahrung zeigt, daß Supervision vom Klinikpersonal häufig eingefordert, bei entsprechendem Angebot jedoch nicht angenommen wird oder schnell versandet (Muthny 1991, Schlömer 1994). Als Gründe werden häufig Zeitprobleme genannt. Dahinter stehen ursächlich oft Ängste: Angst, sich in einem konfliktreichen Team verwundbar zu machen und die Sorge, daß eigene Unsicherheiten im Umgang mit Patienten von Teamkollegen als Inkompetenz gewertet werden könnte.

## 2. Seminarkonzept und Durchführung

### *Seminarkonzept*

Während eines fünftägigen Fortbildungsseminars mit dem Titel: „Hilfe zur Betreuung krebskranker Menschen" wünschten sich Pflegepersonal und MTAs eine spezielle Fortbildung zum Thema „Sterben und Tod". Sie fühlten sich durch ihre Ausbildung ungenügend auf die Betreuung von Sterbenden vorbereitet. U. Schlömer-Doll und M. Frost entwickelten deshalb ein Seminar zum Thema „Leben mit dem Abschied – Umgang mit Sterben und Tod".

Interessierte Pflegekräfte und MTAs wurden abteilungsübergreifend im Rahmen der „Innerbetrieblichen Fortbildung" des Universitätskrankenhauses zu diesem Seminar eingeladen, um ihr Erleben und ihre Erfahrungen mit Kollegen reflektieren und austauschen zu können. Es sollte grundsätzlich mit den Themen gearbeitet werden, die von den Teilnehmern mitgebracht wurden. Das erforderte von der Seminarleitung ein hohes Maß an Flexibilität und die Bereitschaft, sich auf den Prozeß einzulassen, der sich in der Gruppe entwickelte. Im Ankündigungstext wurden die möglichen Teilnehmer darauf aufmerksam gemacht, daß sie die Bereitschaft mitbringen sollten, sich aktiv mit der Thematik „Sterben und Tod" und der eigenen Betroffenheit auseinanderzusetzen.

Der Aspekt der Gesundheitsförderung zog sich wie ein roter Faden durch die Seminare. Der Umgang mit der eigenen Gesundheit im beruflichen und privaten Alltag wurde thematisiert und deren Förderung auch praktisch angegangen. Entspannungs- und Imaginationsübungen sowie der Einsatz von kreativen Medien dienten sowohl der Gesundheitsförderung als auch der Vertiefung inhaltlicher Themen.

Netzwerkförderung war ebenfalls fester Bestandteil des Seminars, d. h. Informationen über Unterstützungsangebote für Patienten und Klinikpersonal wurden weitergegeben und ein Erfahrungsaustausch mit Angehörigen von Krebspatienten ermöglicht.

Ziel dieses Seminars war es, den Teilnehmern Raum für eine Auseinandersetzung mit den Themen Abschied, Sterben und Tod zu geben. Das Seminarkonzept sah einen Wechsel zwischen zwei Polen vor: der Auseinandersetzung mit persönlichen Erfahrungen und Gefühlen angesichts von Sterben und Tod und einer distanzierteren kulturellen und historischen Betrachtung des Themas.

Das Einlassen auf die eigenen Erfahrungen und Gefühle – für das im Krankenhausalltag meistens kein Platz ist – spielt unseres Erachtens eine wichtige Rolle für die Verarbeitung belastender Erlebnisse. Eine gesellschaftliche und historische Sichtweise kann wiederum relativierend wirken und Hilfen im Umgang mit Sterbenden und Trauernden geben. So haben beispielsweise Gefühle wie Wut und Ärger in griechischen

Trauerritualen ihren festen Platz. Gefühle, die in unserer Gesellschaft gegenüber Verstorbenen oft vorhanden, doch fast immer tabuisiert werden. In griechischen Trauerritualen ist es beispielsweise erlaubt, daß Kinder den Vater beschimpfen, weil er gestorben ist und sie unversorgt zurückließ oder die Ehefrau kann bei dieser Gelegenheit äußern, daß sie sehr wohl wisse, daß der Verstorbene sie hintergangen habe (Canacakis 1990). Nach Ablauf des Trauerrituals kann der Tote dann wirklich losgelassen werden.

Auch fröhliche Rituale können den Umgang mit dem Tod entkrampfen. Eine Pflegekraft berichtete, was sie auf einem russischen Friedhof beobachtet hatte. Sie hatte dort miterlebt, wie eine Familie auf dem Friedhof eine Feier mit Picknickkorb, Musik und Fröhlichkeit veranstaltet hatte. Auf den Gräbern wurden Bonbons verstreut, damit auch die Kinder dort gerne hingingen und Futter für die Vögel. Sie war sehr beeindruckt von diesem Umgang mit den Verstorbenen, die offensichtlich auch nach ihrem Tod noch selbstverständlicher Teil ihrer Familie waren.

### *Durchführung*

Von 1991 bis 1993 fanden drei fünftägige Fortbildungsseminare mit dem Titel: „Leben mit dem Abschied" im Rahmen der „Innerbetrieblichen Fortbildung" des Universitätskrankenhauses Hamburg-Eppendorf statt. Insgesamt nahmen 33 Frauen und 2 Männer teil.

Die Seminarverläufe wurden protokolliert und alle Teilnehmer am Ende des Seminars mit Hilfe eines Fragebogens um schriftliche Rückmeldung gebeten.

Wir begannen mit einer Gruppengröße von 14 und reduzierten im Lauf der Jahre auf maximal 12 Teilnehmer, da sich eine gleichbleibende Aufmerksamkeit der Leitenden für die Themen und die Teilnehmer bei einer größeren Gruppe als schwierig erwies.

### 3. Seminarstruktur

Zu Beginn des Seminars wurden die Teilnehmer über die Inhalt und Ablauf des Seminars informiert. Sie wurden zur Verschwiegenheit über Gehörtes verpflichtet und aufgefordert, selbstverantwortlich mit sich umzugehen, d. h. Bedürfnisse anzumelden und zu sagen, wenn es „zuviel" werden würde.

Als Einstieg in jedes Seminar wurde eine angeleitete Entspannungsübung zum Thema „Erwartungen und Befürchtungen zum Seminarbeginn" gewählt. Dies sollte den Teilnehmern die Gelegenheit geben, sich zu sammeln und sich auf Anliegen und Wünsche zu besinnen, die zur Teilnahme geführt hatten. Im Anschluß daran wurden drei Wandplakate unter den Überschriften „Was ich hier möchte", „Was ich hier nicht möchte" und „Was ich mir von meinen Kollegen wünsche" angefertigt.

Diese Wandplakate bildeten die Leitlinien für den thematischen Seminarverlauf. Aufgabe der Seminarleitung war es, je nach dem Stand des Gruppenprozesses adäquate Methoden und Medien für die Bearbeitung von Themen anzubieten (vgl. Kapitel 7) und auf ein ausgewogenes Verhältnis zwischen der Auseinandersetzung mit den Themen „Sterben und Tod" und eigener „Gesundheitsförderung" zu achten. Der Wechsel von Kleingruppenarbeit und Plenum bot dabei die Möglichkeit, auch in einem geschützteren Rahmen Themen und Probleme zu erörtern. Zum Abschluß des ersten Tages wurden Erfahrungen mit verschiedenen Möglichkeiten von Entspannungsübungen vermittelt (aktive und passive Entspannungsübungen sowie Imaginationsübungen).

An jedem folgenden Tag gab es zu Beginn eine Bewegungsübung zur Auflockerung und zum Ankommen in der Gruppe. Weiterhin begann jeder Tag mit einer kurzen Austauschrunde über die Gedanken und Gefühle zum Vortag.

Der zweite bis vierte Seminartag diente der Bearbeitung gewünschter Themen. Es war uns wichtig, die Belastung der Teilnehmer im Blick zu behalten und bei Bedarf Entspannungs- und Bewegungsübungen zur Entlastung anzubieten. Der Einsatz kreativer Medien hatte einen besonderen Stellenwert. Die Teilnehmer malten Bilder, die sie während der Übungen imaginiert hatten und hängten diese an den Wänden auf, so daß die Themen sichtbar „im Raum" waren. Unser Leitgedanke war, den Teilnehmern Raum für ihre eigenen Themen zu geben und sie die Woche inhaltlich mitgestalten zu lassen.

Am dritten Seminartag besuchten wir den Ohlsdorfer Friedhof und das dortige Krematorium; am vierten Tag war Zeit für Gespräche mit Netzwerkvertretern. Wir luden Referenten aus der Hospizbewegung und von Beratungsstellen für Sterbende und deren Angehörige ein.

Während des letzten Seminartages widmeten wir uns noch einmal den am Wochenanfang erstellten Wandplakaten. Es waren nie mehr als zwei Themen „übriggeblieben". Wir befaßten uns abschließend mit diesen Themen und nahmen uns danach Zeit für ausführliche Rückmeldungen zum Seminarverlauf.

Im Verlauf des ersten Seminars wurde deutlich, daß viele Teilnehmer die Auseinandersetzung mit dem Thema „Sterben und Tod" sowohl befreiend als auch anstrengend empfanden. Unsere Konsequenz war, die Teilnehmer bereits zu Beginn der folgenden Seminare darauf aufmerksam zu machen, daß sie vor allem an den Abenden gut für sich sorgen, d. h. sich nicht mit Terminen und Verabredungen überfrachten und mögliche Gesprächspartner gut aussuchen sollten.

### 4. Gewünschte Themen im Seminar „Leben mit dem Abschied"

Gewünschte Themen der Seminarteilnehmer waren:
- Sterben im Krankenhaus
- Umgang mit Sterben und Tod
- Umgang mit Sterbenden und deren Angehörigen
- Umgang mit suizidalen Impulsen
- Konflikte in der Zusammenarbeit mit Ärzten
- Umgang mit der eigenen Belastung in der Betreuung von sterbenden Menschen

#### *4.1 Sterben im Krankenhaus*

Vor allem die Pflegekräfte, die auf vorwiegend onkologischen Stationen und Intensivstationen arbeiteten, erlebten und beklagten, daß sehr viele Patienten auf ihren Stationen starben. Demgegenüber stand die Äußerung von Seminarteilnehmern, die auf kardiologischen und intensivmedizinischen Abteilungen arbeiteten, daß das Sterben auf ihren Stationen „um jeden Preis" verhindert werden würde, was sie gleichfalls als große Belastung empfanden.

Das Pflegepersonal der Intensivstationen beklagte, daß es kaum Gelegenheit für Gespräche mit Patienten gebe. Handeln habe angesichts der akuten Lebensbedrohung oberste Priorität und die Patienten wären häufig sediert und damit nicht ansprechbar. Eine Teilnehmerin vermutete, daß die starke Sedierung auch „ein Stück Abwehr des Todes" sei. Es würde das Personal davor schützen, zuviel vom Sterben der Patienten mitzuerleben.

Die Teilnehmer, die in der Psychiatrie arbeiteten, waren zwar nur wenig mit Sterbenden konfrontiert, dafür aber um so mehr mit Menschen, die einen Suizid verübt oder sich selbst verstümmelt hatten. Das Erleben, daß Patienten nach wochenlangen Aufenthalten als stabil entlassen wurden und sich kurze Zeit später umbrachten, ließ das Pflegepersonal hilflos und oft voller Unzulänglichkeits- und Schuldgefühle zurück.

Das Pflegepersonal hatte häufig mehr Gespräche mit Angehörigen als mit den Sterbenden selbst, oft bis über den Tod der Betroffenen hinaus. Pflegekräfte, die in einer Schmerzambulanz arbeiteten, berichteten beispielsweise über Angehörige, die Peridualkatheter und geliehene Pflegehilfsmittel nach dem Tod des Patienten zurückbrachten. Die Angehörigen standen dann manchmal unvermittelt im Stationszimmer und die Krankenschwestern und -pfleger waren unsicher, was sie den Trauernden sagen sollen.

Einige Seminarteilnehmer beklagten, daß im Universitätskrankenhaus hauptsächlich auf den Körper und wenig auf das psychische Wohlbefinden sterbender Patienten geachtet werde. Sie empfanden das Sterben auf den Stationen als isoliert und wenig friedlich, erlebten die Patienten als alleingelassen. Sie kritisierten den überwiegend verwaltungsmäßigen Umgang mit Verstorbenen im Krankenhaus: Tote würden „entsorgt", als technisches oder verwaltungsmäßiges Problem behandelt. Der „hektische Abtransport" des Toten und die dadurch verpaßte Chance, sich von dem Verstorbenen zu verabschieden, wurde beklagt. Trotz Kritik verspürte das Pflegepersonal jedoch auch, daß das Befolgen von Regeln und Verordnungen, vor allem nach dem Tod des Patienten, Sicherheit geben konnte.

Zwei Kinderkrankenschwestern schilderten ihr Erleben, daß totgeborene Kinder oft „totgeschwiegen" würden und die Möglichkeit für Eltern, sich von ihrem totgeborenen Kind zu verabschieden, einzig und allein von der Einstellung der zuständigen Hebamme abhinge. Eine Pflegekraft berichtete von einem Modellprojekt, in dem es den Müttern nach Totgeburten auf der Entbindungsstation ermöglicht wurde, bei Bedarf auch längere Zeit von ihrem Säugling Abschied zu nehmen.

Eine starke Betroffenheit und Überforderung wurde bei Pflegekräften deutlich, die hirntote Patienten, deren Organe für Transplantationen entnommen werden sollten, pflegten und versorgten. Sie empfanden die Betreuung dieser „Toten", „die Pflege von Leichen", die sie häufig nicht wirklich als solche erlebten, als sehr belastend. Begriffe wie „Ersatzteilchirurgie" (Explantation) und „Tote als Materiallager" zeugen von dem Gefühl, sich emotional distanzieren zu müssen, um die Situation aushalten zu können. Die Belastung wog um so schwerer, als sie von den meisten Ärzten überhaupt nicht anerkannt wurde. Zum Teil wurden die Patienten mit Bemerkungen wie „. . . mit denen haben Sie keinen Ärger!" auf die Station gebracht. Einige Ärzte nahmen die Patienten erst wieder zur Kenntnis, als es darum ging, Organe zu entnehmen.

Es wurden weitere Belastungen deutlich, die mit der mangelnden Anerkennung des Pflegeberufs durch andere, aber auch mit der mangelnden Achtung vor sich selbst zu tun hatten. Pflegende äußerten das Gefühl, immer nur für andere da sein zu müssen, wenig auf sich selbst achten zu können.

### 4.2 Umgang mit Sterben und Tod

Zum Fortbildungsthema „Leben mit dem Abschied" wünschten sich Pflegende und MTAs Erfahrungs-, Gefühls-, und Gedankenaustausch sowie Informationen über Sterben und Tod.

Die Seminarteilnehmer wollten sich mit dem Tod auseinandersetzen, die eigene Rolle als Klinikpersonal reflektieren und ein „normales" Verhältnis zum Sterben bekommen, da „jeder jeden Tag damit konfrontiert werden könne". Es bestand der Wunsch nach Ideen, wie man „etwas einfacher mit dem Thema umgehen könne" und nach „Hilfe zur Selbsthilfe".

Einige Seminarteilnehmer äußerten Angst, im Berufsalltag zu „verhärten" und zu „verrohen". Sie beschrieben Tendenzen, abzustumpfen, sich abzukapseln, hatten Probleme, die für sie richtige Nähe und Distanz in der Pflege schwerkranker Menschen zu wahren. Pflegekräfte und MTAs waren der Auffassung, daß es keine Vorbereitung auf die psychischen Belastungen ihres Berufs gebe. Sie meinten, es müsse noch viel getan werden, um den Beruf attraktiver zu machen und junge Kollegen nicht zu überfordern. Fortbildungen seien in diesem Zusammenhang äußerst wichtig.

Einige Erlebnisse angesichts des Todes waren schier unerträglich. So erzählte eine Krankenschwester, daß auf ihrer Station innerhalb von 14 Tagen elf Menschen starben. Einige Patienten davon kannte sie seit Jahren. Noch zur Zeit des Seminars plagten sie Alpträume. Derartige Erlebnisse bedürfen unbedingt einer Supervision, um die Arbeitsfähigkeit der Betroffenen zu erhalten.

Einige Teilnehmer wollten mit Hilfe des Seminarbesuchs die eigene Angst vor dem Tod „verlieren", „in den Griff bekommen" oder „etwas Angst loswerden". Eine frisch examinierte Krankenschwester wollte sich durch die Seminarteilnahme auf die Konfrontation mit dem Tod vorbereiten. Sie war noch nie mit einem sterbenden Menschen in Berührung gekommen.

Auch private Gründe für die Auseinandersetzung mit dem Thema „Sterben und Tod" wurden formuliert. Eine Teilnehmerin wollte sich auf den Tod ihrer schwer krebskranken Mutter vorbereiten, eine andere einen Todesfall innerhalb ihres Freundeskreises verarbeiten.

Im Teilnehmerkreis wurden Fragen aufgeworfen wie beispielsweise „Was kann eine Sterbebegleitung sein?", aber auch: „Was geschieht mit mir, wenn ein Mensch stirbt?"; „Wie reagiert ein Arbeitgeber, wenn man für eine Sterbebegleitung frei haben möchten?"; „Was muß unsere Gesellschaft an Netzwerken und Institutionen schaffen, um die Bedingungen des Sterbens zu verbessern?"

Einige Seminarteilnehmer beschrieben ihr Erleben, daß es mit zunehmendem Alter schwieriger für sie würde, mit Sterbenden umzugehen. Vor allem das Sterben jüngerer Menschen und Kinder wurde für sie im Verlauf des Berufslebens immer unerträglicher. Identifikationsprozesse erschwerten die Arbeit, lösten Angst aus, beispielsweise, wenn eine Krankenschwester ein sterbendes Kind betreuen mußte, daß im gleichen Alter wie ihr eigenes war.

Pflegekräfte und MTAs suchten nach Erklärungen für die Krebserkrankungen der Patienten (Rauchen, Trinken, Biographie), um sich distanzieren zu können. Die dabei erlebte Erkenntnis, daß auch Menschen, die eine gesunde Lebensweise führten, an Krebs erkrankten, schürte die Angst, selbst an Krebs zu erkranken und möglicherweise daran sterben zu müssen.

Eine Teilnehmerin berichtete von einer krebsbetroffenen Kollegin, die mit großem Kraftaufwand wie bisher weiterzuleben versuchte. Der Teilnehmerin war dabei sehr unwohl, und sie fragte sich, wie sie sich dazu verhalten solle. Wir sprachen darüber, wie wichtig es sei, die eigenen Gefühle grundsätzlich ernstzunehmen. Wenn man selbst darunter leidet, wie ein anderer Mensch mit sich umgeht, so sollte man dies ausdrücken. Es wurde deutlich, daß es für viele Teilnehmer schwierig war, zu akzeptieren, daß Patienten unterschiedliche Wege wählten, um mit ihrer Erkrankung fertigzuwerden. Nicht alle Wege waren konstruktiv, was bei den Professionellen Ohnmachtsgefühle auslösen kann.

Grundsätzlich wurde von den Seminarteilnehmern beklagt, daß es im klinischen Alltag zu wenig Raum und Zeit für das Pflegepersonal gebe, sich mit dem Sterben auseinanderzusetzen oder es zu verarbeiten und daß es zu wenig Anerkennung für die Begleitung von Sterbenden gebe.

Eine Teilnehmerin beklagte sich sehr bitter, daß ihr keine Zeit zum Abschiednehmen gegeben wurde, obwohl sie einen Patienten sehr intensiv bei seinem Sterben begleitet hatte. Keiner aus dem Pflegeteam hatte sich dies zugetraut. Nachdem der Patient verstorben war, fühlte sie sich von ihren Kollegen mißverstanden und nicht ausreichend anerkannt. Eine andere Krankenschwester berichtete von ihrem Team, in dem sehr gut zusammengearbeitet wurde und über Sterbebegleitungen gesprochen wurde. Es sei auch möglich gewesen, den damit verbundenen Gefühlen freien Lauf zu lassen. Beide Beispiele zeigen, daß es nicht nur unerläßlich ist, Zeit und Raum für Sterbebegleitungen zu haben, sondern, daß die Wertschätzung dieser Arbeit durch die Kollegen ebenso wichtig ist.

### 4.3 Umgang mit Sterbenden und deren Angehörigen

Die Seminarteilnehmer wünschten sich Hilfe und Anregung für einen besseren Umgang mit Sterbenden und deren Angehörigen (beispielsweise Eltern von Kindern). Es ging ihnen darum, besser mit dem nahenden Tod umgehen zu können und Sterbende besser zu verstehen. Sie wollten lernen, mit Patienten und Angehörigen über das Sterben zu sprechen, die richtigen Worte zu finden. Sie wollten die Hemmschwelle überwinden, über Abschied und Trauerbewältigung zu sprechen, wollten lernen „loszulassen".

Menschen unterscheiden sich darin, ob sie das Sterben akzeptieren können oder nicht. Eine Teilnehmerin sagte, wenn sie an das Sterben denke, sehe sie eine Mauer, über die sie nicht gucken möchte: „Ich lebe gerne und will einfach nicht daran denken, daß auch ich sterben könnte".

Es wurden schwierige Situationen beschrieben, beispielsweise, daß Männer oft Schwierigkeiten hätten, ihre sterbenden Frauen zu begleiten. Sie würden das Abschiednehmen häufig abwehren, indem sie sich auf „Funktionales" stürzten.

Eine Teilnehmerin berichtete, daß Eltern das Sterben ihres Kindes häufig nicht sehen wollten und nicht akzeptierten, obwohl sie darüber aufgeklärt worden waren. Die Eltern sprachen dann in Gegenwart der Krankenschwestern und -pfleger von der späteren Einschulung ihres Kindes; fragten, ob man die Folgen der Behandlung später noch sehen werde. Auf ihrer Station wurde dieses so akzeptiert, da das Klinikpersonal davon ausging, daß einige Eltern offenbar nur so die Kraft fanden, ihr Kind wochen- oder monatelang zu betreuen und im Sterben zu begleiten.

Auch einige Patienten wehren den Tod ab. Ein Patient machte noch in den letzten Stunden seines Lebens Witze und zeigte keinerlei Bereitschaft, über seinen Zustand zu sprechen. Diese Situation war für das Pflegepersonal sehr belastend, weil sie miterleben mußten, wie sehr die Ehefrau darunter litt, nicht

Abschied nehmen zu können. Die Pflegenden erlebten es grundsätzlich als sehr bedrückend, zu beobachten, wenn Ehepaare sich angesichts des Todes nichts mehr zu sagen hatten.

Ein anderer Problembereich betraf die Unterschiede zwischen Privat- und Kassenpatienten. Eine Krankenschwester berichtete von einer prominenten Person, die eine Sonderbehandlung ihres schwerkranken Sohnes auf der Station wünschte. Für das Pflegepersonal war dies angesichts der Zeitknappheit und der vielen schwerkranken Kassenpatienten sehr problematisch. Obgleich sie spürten, daß die Frau sehr darunter litt, daß ihr Umgang mit der Erkrankung ihres Sohnes nun öffentlich wurde, hatte das Pflegepersonal kein Verständnis für diese „Ansprüchlichkeit".

Das Pflegepersonal wünschte sich insbesondere einen Erfahrungsaustausch mit Kollegen über den *Umgang mit Angehörigen.* Es erschien ihnen schwieriger, mit Angehörigen umzugehen als mit sterbenden Patienten (v. a. auf Kinderstationen). Wie schmerzlich das Abschiednehmen sein kann, wurde von Pflegenden auch im Kontakt mit „klammernden" Angehörigen empfunden. Sie teilten die Beobachtung, daß Patienten manchmal erst sterben konnten, wenn ihre Angehörigen, die sie nicht gehen lassen wollten, den Raum oder das Krankenhaus verlassen hatten.

Eine Teilnehmerin berichtete, daß sie in ihrer Arbeit versuche, Angehörige in die Betreuung Sterbender miteinzubinden. Das bedeutete auch, die Angehörigen konkret auf die mögliche Unterstützung durch ambulante Dienste bei der Pflege von Patienten hinzuweisen. Im Falle von Entscheidungsproblemen, diese Dienste in Anspruch zu nehmen und die Patienten zu Hause zu pflegen, wies sie die Angehörigen zu deren Entlastung daraufhin, daß die Patienten wieder stationär aufgenommen werden könnten, wenn sich ihr Zustand verschlechtern und die betreuenden Angehörigen überfordern würde. Häufig machte erst dieser Hinweis den Angehörigen Mut, die Betreuung und Pflege zu übernehmen.

Eine andere Möglichkeit, Angehörige in die Betreuung sterbender Patienten miteinzubeziehen, ist die Einbindung von Angehörigen in den stationären Alltag. Das kann sowohl Entlastung als auch Belastung bedeuten. Pflegekräfte können sich angesichts von Angehörigen, die ihnen „über die Schulter gucken", kontrolliert und unter Druck gesetzt fühlen.

Auch Extremsituationen, die das Pflegepersonal sehr kränkten, wurden geschildert, beispielsweise, wenn Angehörige mit ihrem Schmerz nicht fertig wurden. Der Ehemann einer Patientin warf dem Pflegepersonal nach dem Tod seiner Frau vor, sie ermordet zu haben, obwohl sie sich nach ihrem Empfinden sehr liebevoll um die Patientin gekümmert hatten.

Für viele Menschen ist der Umgang mit Trauernden durch Verhaltensunsicherheit und Sprachlosigkeit geprägt. Viele Fragen werden aufgeworfen: „Was soll man sagen? Wie kann man helfen?"

Eine Teilnehmerin erzählte von einer Situation, in der sie sich sehr hilflos gefühlt hatte. Sie war noch sehr jung, hatte gerade ihre Berufsausbildung abgeschlossen. Auf Station war sie von einer Mutter angesprochen worden, deren Kind gerade gestorben war. Die Mutter fiel ihr schließlich in den Arm und weinte bitterlich. Sie hatte „nichts weiter getan" als ihr den Rücken gestreichelt. Die Teilnehmer spiegelten der jungen Krankenschwester, daß sie damit sehr viel getan habe. Die Seminarleiterinnen unterstrichen diese Rückmeldung und machten deutlich, daß das Aushalten des Schmerzes der Mutter, das Nichtweglaufen, eine ganz wesentliche Unterstützung sei.

Wichtig war, im Seminarverlauf immer wieder deutlich zu machen, daß es keine Rezepte gibt und daß es für die Betroffenen hilfreich ist, wenn das Klinikpersonal einfach dableibt, nicht weggeht, den Betroffenen ins Gesicht sieht und fragt, was sich der oder die Betreffende wünscht. Uns ging es nicht darum, bestimmte Regeln im Umgang mit Sterbenden aufzustellen, sondern dem Klinikpersonal Mut zu machen, sich der Situation zu stellen und u. U. die eigene Ratlosigkeit oder Hilflosigkeit zu zeigen oder diese auszusprechen.

### Positive Erlebnisse in Sterbesituationen

Das Pflegepersonal berichtete auch von positiven Erinnerungen an Situationen mit Sterbenden und Angehörigen. Die meisten Erlebnisse wurden allerdings erst auf gezieltes Nachfragen unsererseits geschildert. Sie zeichnen sich durch folgende Charakteristika aus:

- die Patienten konnten „in Ruhe" sterben, weil Patienten, Ärzte und Angehörige den Tod akzeptierten und keine weitere Therapie angesetzt wurde,
- das Klinikpersonal konnte dazu beitragen, letzte Wünsche von Patienten zu erfüllen,
- den Angehörigen wurde Gelegenheit gegeben, die Patienten während ihrer Sterbephase kontinuierlich zu begleiten oder die Patienten konnten sich im Krankenhaus von ihrer Familie und von Freunden verabschieden,
- das Pflegepersonal konnte die Angehörigen gezielt unterstützen und hatte Zeit, mit ihnen nach dem Tod über die Verstorbenen zu sprechen.

*Die folgenden Beispiele zeigen das breite Spektrum positiv erlebter Sterbesituationen*

Eine Teilnehmerin berichtete von einem Erlebnis, das alle Mitarbeiter der Station tief bewegt und sehr bereichert hatte. Sie hatten einen jungen Patienten (der nur noch kurze Zeit zu leben hatte) und seine Lebensgefährtin darin unterstützt, eine „Hochzeit in Weiß" im Krankenhaus zu feiern.

In diesem Zusammenhang sprachen wir auch darüber, welche „kleinen Dinge" wir für Sterbende tun können, damit sie sich besser aufgehoben fühlen. Die Teilnehmer erzählten, daß sie für Patienten Duftlampen aufgestellt und ihnen Texte vorgelesen hätten, die ihnen etwas bedeuteten. Letztendlich ging es darum, Wünsche zu erfragen und zu erfüllen und sei es, einem Patienten die Haare zu waschen, weil er sich dann besser fühlte.

Eine Seminarteilnehmerin erlebte, daß die Angehörigen eines Patienten während ihres Nachtdienstes in die Klinik gerufen wurden. Sie blieben die ganze Nacht. Ausnahmsweise sei Ruhe und Zeit gewesen und keine „Abläufe" (medizinische Maßnahmen) hatten gestört. Während die Angehörigen bei dem Sterbenden wachten, hatte sie sich um einen Säugling gekümmert, den diese mitgebracht hatten.

Zuwendung ist nicht zwingend mit dem Einsatz von viel Zeit verbunden. Auch kleine Gesten, beispielsweise wenn das Pflegepersonal die Belastung und den Schmerz mitfühlt, kann Patienten sehr stützen. Es ist wichtig, dem klinischen Personal dieses in Fortbildungen zu vermitteln und ihnen damit den Druck zu nehmen, daß nur viel Zeit und Engagement den Betroffenen helfen könne, denn diese Einstellung führt sehr häufig zu einem Rückzug des Klinikpersonals.

Eine Teilnehmerin berichtete von einem Erlebnis, das sie sehr beeindruckt hatte und bei dem sie eine große Nähe zur Ehefrau eines verstorbenen Patienten gespürt hatte. Der Patient war plötzlich verstorben; die Ehefrau war fassungslos. Angesichts ihres verstorbenen Mannes, der durch den Tod verändert aussah, rief sie immer wieder: „Das ist nicht mein Mann!" Die Krankenschwester war zuerst sehr verunsichert, sagte dann aber der Ehefrau, daß auch sie die starke körperliche Veränderung wahrnehmen würde und erzählte ihr, daß es sich ja tatsächlich um die „sterbliche Hülle" ihres Mannes handle. Während die Krankenschwester den Toten wusch und bettete, war die Ehefrau anwesend. Sie sprachen über den Verstorbenen und weinten zusammen.

Eine junge Patientin hatte nach ihrer dritten Lebertransplantation einen plötzlichen Herzstillstand. Trotz Reanimation verstarb sie. Der Ehemann kam in die Klinik, ohne über den Tod seiner Frau informiert zu sein, stand plötzlich neben der Krankenschwester am Bett und erstarrte beim Anblick seiner eben verstorbenen Frau. Man gab ihm die Möglichkeit, die Nacht bei seiner Frau zu verbringen. Er blieb die ganze Nacht und sprach mit ihr. Er verabschiedete sich nach zehn Stunden und bedankte sich. Die Teilnehmerin hatte den Eindruck, daß es ihm das Abschiednehmen erleichtert hatte.

Es wurden auch positive Erlebnisse mit sterbenden Kindern berichtet, die wenig ängstlich auf ihr Sterben reagierten. Ein sterbendes Kind fragte seine Mutter im Beisein einer Krankenschwester: „Gibt es denn im Himmel wenigstens Pommes?" Die Mutter reagierte sehr traurig und das Kind tröstete sie mit den Worten: „Mach' dir 'mal keine Sorgen; ich werde schon eine Pommesbude finden!"

Positive Erlebnisse mit Sterbesituationen wurden ebenfalls aus dem privaten Bereich berichtet. Eine Teilnehmerin berichtete, daß ihr Vater zu Hause sterben konnte und die ganze Familie um ihn versammelt war. Der Bruder habe einfühlsam verhindern können, daß die Mutter im letzten Moment noch den Notarzt gerufen hätte. Der Leichnam des Vaters blieb drei Tage in der Wohnung der Familie und alle Verwandten nahmen Abschied.

Die eigenen Erfahrungen als Trauernde wurden von vielen Seminarteilnehmern als wichtig und hilfreich beim Umgang mit Angehörigen von gestorbenen Patienten erlebt.

Eine Teilnehmerin berichtete, daß sie in den letzten zwanzig Jahren eine Entwicklung hin zu mehr Sensibilität im Umgang mit Sterbenden wahrgenommen hatte. Sie erinnerte sich an eine Nacht, die fast zwanzig Jahre zurücklag, in der sie mit zwei anderen Schwestern Nachtwache hatte und allen klar war, daß eine Patientin im Sterben lag. Alle drei hofften sehr, daß die Patientin noch in der Nacht bzw. am nächsten Tag sterben möge, damit sie in der darauffolgenden Nacht eine kleine Feier machen konnten. Die Patientin sei als Störfaktor und als „nicht in den Ablauf passend" wahrgenommen worden. Jetzt empfand sie diese Haltung als sehr erschreckend und glaubte, daß sich die meisten Pflegekräfte heute nicht mehr so verhalten würden.

*Verbesserungsvorschläge des Pflegepersonals*

Nach Meinung des Pflegepersonals müßten bestimmte Bedingungen erfüllt sein, um Sterbebegleitung für das Pflegepersonal zu erleichtern. Wichtig sei es, ausreichend Zeit zu haben. Kollegen sollten für eine Sterbebegleitung freigestellt werden, nicht nur formal, sondern auch „innerlich". Die Begleitung von Sterbenden müsse gewertschätzt werden. Auch für die Trauerarbeit der Pflegekräfte nach dem Tod des Patienten müsse mehr Zeit zur Verfügung stehen. Das könne beispielsweise so aussehen, daß Kollegen, die einen Patienten bis in den Tod begleitet hätten, nach Hause gehen könnten und nicht sofort wieder in die Alltagsroutine eingebunden werden würden.

Es sollte die Regel sein, Sterbende in ihren Zimmern zu lassen und andere Patienten möglicherweise zu verlegen, um den Angehörigen Raum zu geben. Auch entsprechende Räumlichkeiten zum Rückzug für das Pflegepersonal müßten vorhanden sein, um in Betreuungspausen nicht im „Cockpit", im Stationszimmer sitzen zu müssen.

### 4.4 Umgang mit suizidalen Impulsen

Das Miterleben eines Suizids und der Umgang mit Menschen, die einen Suizidversuch unternommen haben, verunsichert viele Menschen.

Eine Seminarteilnehmerin hatte erlebt, daß sich ein Krebspatient mit Zyankali umgebracht hatte. Der Patient war durch einen quälenden Schluckauf sehr beeinträchtigt, worauf ihm der behandelnde Arzt stark dämpfende Medikamente verabreicht hatte. Der Patient hatte dies nicht gewollt und schließlich durchgesetzt, diese Medikamente nicht mehr einnehmen zu müssen. Kurze Zeit später bemerkte die Krankenschwester röchelnde Geräusche, sah nach dem Patienten und vermutete zunächst, daß er einen Schlaganfall hätte. Sie sorgte dafür, daß er sofort auf die Intensivstation kam. Erst später wurde klar, daß er sich mit Zyankali vergiftet hatte. Sie war sehr froh, daß dieser Mann, der entschlossen war, eine Behandlung nicht weiter über sich ergehen zu lassen, nicht wieder ins Leben zurückgeholt werden konnte.

Nach unseren Erfahrungen in der psychologischen Begleitung von Krebspatienten sprechen viele im Verlauf ihrer Erkrankung das Thema Suizid an. Sie erleben den Freitod als eine Möglichkeit im Hintergrund, die ihnen bleibt, wenn das Leben oder das Sterben unerträglich werden sollte. Manchmal entsteht der Eindruck, daß der Gedanke an einen möglichen Suizid Patienten die Kraft gibt, durchzuhalten, da er eine Möglichkeit bedeutet, etwas persönliche Freiheit zu spüren. Die Ablehnung und Aufregung, mit der das Klinikpersonal auf solche Äußerungen reagiert, ist in den seltensten Fällen angemessen. Forschungsergebnisse belegen, daß die Selbstmordrate unter Krebspatienten nicht höher ist als in der Durchschnittsbevölkerung (Farberow 1970, Jonasch 1985).

Suizidale Impulse entstehen oft aus der Angst vor schmerzhaftem Siechtum und Isolation. Sie sollten im Gespräch mit schwerkranken Patienten aufgegriffen werden, indem man ganz konkret über solche Ängste spricht und Möglichkeiten der passiven Sterbehilfe gemeinsam und offen erörtert.

### 4.5 Konflikte in der Zusammenarbeit mit Ärzten
#### Aufklärung als Konfliktfeld

Das Aufklärungsverhalten der Ärzte wurde von vielen Seminarteilnehmern kritisiert, vor allem, daß Ärzte den Angehörigen Sterbender unrealistische Hoffnung machten oder Angehörige aufklärten und die Patienten nicht. Das Pflegepersonal, das die ungefähre Prognose kannte, geriet dadurch „zwischen alle Stühle".

Manchmal fragten Patienten eine Pflegeperson: „Muß ich jetzt sterben?". Eine Krankenschwester erzählte, daß bei ihr in einem solchen Fall „die Alarmglocken schrillen" würden und sie fragte sich und die Kollegen, wie man damit umgehen solle. In der Diskussion wurde das Problem der Zuständigkeiten angesprochen, da eigentlich der Arzt für die Aufklärung der Patienten zuständig ist. Möglicherweise geht es den Patienten in solchen Situationen aber gar nicht in erster Linie um die Prognose, sondern generell um ein Gespräch über ihre Situation. Das Pflegepersonal erlebte sich trotzdem in einer „Zwickmühle", hatte Angst, den eigenen Zuständigkeitsbereich zu übertreten und dafür von den Ärzte kritisiert bzw. sanktioniert zu werden.

Ein Wechsel des Stationsarztes bedeutete häufig einen anderen Aufklärungsstil, worauf das Pflegepersonal sich neu einstellen mußte. Auch die Ärzte untereinander waren sich nicht immer einig, wodurch die Patienten in Wechselbäder der Gefühle gestürzt wurden. Das hatte auch für das Pflegepersonal negative Auswirkungen.

#### Typische Vorwürfe von Pflegepersonen zum Aufklärungsverhalten der Ärzte

– Ärzte bereiten Patienten oft nur auf den nächsten (diagnostischen oder therapeutischen) Schritt vor. Durch die hohe ärztliche Spezialisierung gibt es wenig Kontinuität in der ärztlichen Betreuung. Im stationären Alltag wird das Pflegepersonal deshalb häufig von Patienten auf mögliche Konsequenzen eines Eingriffs und den weiteren Ablauf der Therapie angesprochen.

- Erkrankungen oder Eingriffe werden von Ärzten verharmlost (vielleicht weil sie für Ärzte nur Routineeingriffe darstellen?).
- Notwendige Entscheidungen der Patienten (für einen Eingriff etc.) werden von seiten der Ärzte durch zuviel Optimismus beeinflußt.
- Bei negativen Nachrichten für den Patienten wird während der Visite häufig auf ein späteres Gespräch verwiesen. Der Patient muß warten, und das Pflegepersonal muß die Unsicherheit mit aushalten. Selbst bei Ärzten, die grundsätzlich eine offene Aufklärung vertreten, wird im Verlauf der Behandlung nicht immer offen mit Verschlechterungen des Krankheitsverlaufs umgegangen. Offene Aufklärung angesichts einer positiven Prognose ist offensichtlich leichter.
- Ärzte benutzen eine Sprache mit zuviel medizinischen Ausdrücken, die Patienten nicht gut verstehen. Pflegekräfte müssen dann auf Nachfrage von Patienten „übersetzen" und geraten so in Konfliktsituationen, bekommen Kompetenzprobleme.
- Aufklärungsgespräche werden zwischen „Tür und Angel" geführt, beispielsweise während der Visite im Beisein von Mitpatienten und „mit der Türklinke in der Hand". Einige Pflegekräfte vermuteten, daß ein solches Verhalten der Ärzte Fragen von Patienten abwehren würde.

### Verbesserungsvorschläge des Pflegepersonals

- Patienten sollte generell angeboten werden, Angehörige und Freunde zum Aufklärungsgespräch mitzubringen, da die Patienten in ihrer psychischen Situation mit der Informationsfülle im Aufklärungsgespräch überfordert seien.
- Die gegenwärtige Abgrenzung der Aufgaben von Pflegekräften und Ärzten sollte neu überdacht werden. Die Zuständigkeiten wurden als unbedingt veränderungs-

bedürftig erlebt. Das Pflegepersonal fühlte sich „erpressbar". Aufgrund ihres engeren Kontakts zum Patienten fiel es ihnen schwer, Mehrarbeit und auch berufsfremde Arbeiten zu verweigern, da in erster Linie die Patienten darunter litten.

– Eine Auseinandersetzung über die Frage nach der Zuständigkeit für Sterbebegleitungen sollte statttfinden. Sollten es die Angehörigen tun, die dem Patienten sehr viel näher stehen oder ist es gerade aufgrund der Nähe für Angehörige schwieriger, die Betreuung zu übernehmen? Sollten professionelle Kräfte, die den Umgang mit Patienten erlernt und eine größere Distanz haben, Sterbende begleiten? Die Seminarteilnehmer stellten in diesem Zusammenhang in Frage, ob Pflegekräfte tatsächlich einen professionellen Umgang mit Sterbenden erlernt haben.

### *Therapieentscheidung als Konfliktfeld zwischen Pflegepersonal, MTAs und Ärzten*

Von Pflegenden und den MTAs wurde der Aktionismus einiger Ärzte kritisiert. Bei ihnen entstand bisweilen das Bild, daß einige Ärzte so handelten, als ob sie den Tod um jeden Preis besiegen wollten.

Immer wieder wurde beklagt, daß Ärzte das Sterben der Patienten nicht zulassen konnten. Eine Pflegekraft erzählte folgendes Beispiel: „Ein Patient, ein älterer Herr, wollte kurz nach der Aufnahme auf die kardiologische Station wieder nach Hause, wurde aber von den Ärzten überredet zu bleiben. Der Patient lebte noch einige Tage unter großer psychischer Belastung und starb dann qualvoll während eines Reanimationsversuchs". Die Krankenschwester hätte sich gewünscht, daß dieser Patient unter anderen Bedingungen, vielleicht schneller, aber dafür friedlicher, zu Hause gestorben wäre.

Zwei Krankenschwestern berichteten von Situationen, in denen sie in einen Konflikt mit Ärzten geraten waren.

Eine Pflegekraft berichtete von einer alten Frau, die im Sterben lag und auf die Station aufgenommen wurde, weil sie „auszutrocknen" drohte. Dieser Patientin wurde vom Arzt eine Kanüle am Hals gelegt, da es in den Arm nicht mehr möglich war. Das war für die Patientin sehr schmerzhaft und sie rief mehrmals: „Bitte lassen Sie das, das braucht doch nicht mehr, ich sterbe doch sowieso". Der Arzt hatte trotzdem die Kanüle gelegt. Die Krankenschwester befand sich in einem schweren Konflikt. Sie hätte gern verhindert, daß diese alte Patientin noch damit belästigt wurde. Dies wäre jedoch mit juristischen Problemen für Arzt und Pflegekraft verbunden gewesen.

Eine andere Krankenschwester berichtete von einem leberkranken Kind, das schon sehr lange auf der Station im Sterben lag. Es wurde eine Abmachung zwischen Ärzten und Schwestern getroffen, daß bei Komplikationen nicht weiter eingeschritten werden sollte, sondern man das Kind in Ruhe sterben lassen wollte. Als dann eine Komplikation eintrat, ergriff ein Arzt entgegen dieser Abmachung doch noch medizinische Maßnahmen. Zwei Krankenschwestern versuchten, dies zu verhindern. Der Junge wurde wieder ins Leben geholt, sein Sterben damit verlängert. Die Krankenschwestern wurden später gerügt, daß sie ihre Kompetenz überschritten hätten.

Eine andere Teilnehmerin reflektierte die eigene Rolle im Zusammenhang mit dem Reanimieren von Sterbenskranken. Sie hatte es des öfteren erlebt, daß sie zufällig bei einem Herzversagen von Patienten im Raume war. Sie hatte für eine Reanimierung gesorgt und die Patienten wurden ins Leben zurückgeholt. Diese Erlebnisse beschäftigten sie sehr. Sie empfand es als „makaber", über Leben und Tod entscheiden zu können und fühlte sich mit dieser Verantwortung überfordert.

Das Pflegepersonal der Intensivstationen berichtete folgende Entwicklung: Es gebe immer mehr „Langlieger", die bis zu einem Jahr auf der Intensivstation blieben. Die Intensivstationen bzw. deren Ärzte würden sich diese Patienten regelrecht „züchten", d. h. Patienten in eine solche Abhängigkeit bringen, daß diese sterben würden, sobald man sie auf eine andere Station bringen würde. Je länger ein Patient mit allen Mittel am Leben erhalten werde, desto schwieriger schien es zu sein, die lebenserhaltenen Maßnahmen einzustellen.

Ein besonderes Problem in der Zusammenarbeit zwischen Pflegepersonal und Ärzten stellte die Organentnahme zur Transplantation bei Patienten dar. Das Personal, das für die

Pflege der Organspender zuständig war, berichtete zum Teil von rüdem Verhalten der Ärzte bei Explantationen, die die Würde eines Verstorbenen verletzen würden. Eine Teilnehmerin hatte als Konsequenz der Schilderungen ihrer Kollegen ihren Organspendeausweis zerrissen. Viele Teilnehmer empfanden die Berichte des Pflegepersonals der Intensivstationen über die Pflege von Organspendern erschreckend. Wir sprachen darüber, wie unterschiedlich die Perspektive und Gefühle sein können, je nachdem, ob man die Situation der Patienten sieht, die auf eine Organspende warten oder sich in der Situation eines potentiellen Spenders begibt, im Sinne: „Ich möchte nicht, daß so mit mir umgegangen wird!".

### 4.6 Umgang mit der eigenen Belastung in der Betreuung von sterbenden Menschen

Als Gründe zur Seminarteilnahme wurde u. a. der Wunsch nach Distanz und „Abwechslung" geäußert: „. . . 'raus aus dem Stationsalltag" zu sein und „. . . ein Stück weit die Betriebsamkeit des Alltags vergessen" zu können.

Gewünscht wurde Entspannung, Wohlgefühl und Kraft schöpfen zu können für die tägliche Arbeit mit Patienten.

Einige Pflegekräfte hatten Supervision auf ihren Stationen, bei der sie besonders belastende Situationen besprechen konnten. Andere Teilnehmer hatte noch nie von einer solchen Möglichkeit gehört. Eine Teilnehmerin sagte, daß für sie lediglich die Möglichkeit bestehe, „auf Durchzug zu schalten", d. h. möglichst wenig an sich herankommen zu lassen.

### 5. Befürchtungen des Pflegepersonals und der MTAs im Seminarverlauf; Wünsche an die Kollegen

Das Pflegepersonal und die MTAs formulierten zu Seminarbeginn folgende Wünsche:

Sie wollten keinen Streß, beispielsweise wollten sie nicht abgefragt werden. Sie fürchteten Langeweile und wollten „nicht allzu traurig werden". Sie wollten das Seminar nicht beenden, ohne etwas mitgenommen zu haben und keine allzu medizinische Abhandlung des Themas.

Beide Berufsgruppen wünschten sich von ihren Kollegen Aufmerksamkeit und einen Gedanken- und Erfahrungsaustausch, mehr Gemeinschaftsgefühl, weniger Hierarchie, Offenheit und Aufgeschlossenheit bzw. Gesprächsbereitschaft. Weiterhin wurde der Wunsch formuliert, Ängste und Unsicherheiten im Kollegenkreis offen ansprechen und klären, Wünsche und Kritik klar äußern zu können; Fair play und Verständnis und gegenseitige Unterstützung zu erleben.

Es wurde die Hoffnung geäußert, in einer Atmosphäre von genügend Zeit, Geduld und Sensibilität gemeinsam über Trauer und Abschied sprechen zu können. Auch wurde Hilfe von der Seminarleitung erwartet, „unangenehme Empfindungen wieder an die Oberfläche zu bringen". Ein weiterer Wunsch war, nicht nur Ernsthaftigkeit zu erleben, sondern auch 'mal schmunzeln zu können und zu dürfen.

### 6. Rückmeldungen der Teilnehmer

Zum Abschluß eines jeden Seminars ließ U. Schlömer-Doll die Seminarwoche in einer Entspannungsübung Revue passieren. Zur Beurteilung des Seminars wurde von den Teilnehmern ein Rückmeldebogen ausgefüllt:

*Insgesamt war ich mit der Woche:*     *Anzahl der Nennungen*

| | |
|---|---|
| sehr zufrieden | 24 |
| zufrieden | 11 |
| unzufrieden | – |
| sehr unzufrieden | – |
| *Gesamt:* | 35 |

*Ich habe dazugelernt:*
– für mein eigenes Leben

| | |
|---|---|
| sehr viel | 7 |
| viel | 25 |
| wenig | 3 |
| gar nichts | – |
| *Gesamt:* | 35 |

– für den Umgang mit Sterbenden*

| | |
|---|---|
| sehr viel | 6 |
| viel | 25 |
| wenig | 3 |
| gar nichts | – |
| *Gesamt:* | 34 |

– für den Umgang miteinander im Team

| | |
|---|---|
| sehr viel | 6 |
| viel | 20 |
| wenig | 8 |
| gar nichts | 1 |
| *Gesamt:* | 35 |

*Ausformulierte Rückmeldung gab es zu folgenden Punkten:*
– Mir hat besonders gefallen: . . .
– Nicht gefallen hat mir: . . .
– Anregungen für die Gestaltung weiterer Seminare: . . .

*Besonders gefallen hatte den Teilnehmern:*
– die entspannte Atmosphäre im Seminar (Freiräume)　　16 ×
– Offenheit und Vertrauen der Teilnehmer　　15 ×
– die Leitungsstil der Seminarleiterinnen**　　12 ×
– Erfahrungs- u. Gedankenaustausch über Tod und
　Sterben　　12 ×
– die abwechslungsreiche Gestaltung des Seminars,
　die auch mitgestaltet werden konnte　　10 ×
– Friedhofs-, Krematoriums- und Ausstellungsbesuch　　10 ×
– Entspannungsübungen　　10 ×

---

* Ein Teilnehmer schreib: „weiß noch nicht".

** Leitungsstil: die ruhige und entspannte Atmosphäre, die die Leiterinnen vorgaben; ihre ausgeglichene und einfühlsame Art; die konsequente
Rückführung auf wesentliche Punkte und Themen; Offenheit; die vielen
verschiedenen Möglichkeiten, Themen zu behandeln; das nicht-dirigistische
Verhalten der Seminarleitung, das zur Aktivierung der Teilnehmer beitrug;
wichtige Themen ergaben sich, ohne vorgegeben zu werden aus den Unter-
haltungen; die Leiterinnen gaben Mut, sich eigenen Gefühlen und Konflikten
zu stellen und nicht wegzulaufen und sie zeigten auch selbst Gefühle

– alles aussprechen zu können, was bewegte (auch Frust)    7 ×
– Kleingruppenarbeit (Erfahrungsaustausch)                 7 ×
– der Abstand zum Arbeitsalltag (Ruhe)                     5 ×
– die kleine (überschaubare), zusammenwachsende
  Gruppe                                                   5 ×
– Arbeit mit kreativen Medien (Bilder malen/
  Geschichten schreiben)                                   5 ×
– Austausch mit Kollegen aus verschiedenen Arbeits-
  bereichen                                                4 ×
– Gespräche über Ängste, Unbehagen, Schwächen und
  die Erkenntnis, damit nicht allein zu sein, weinen zu
  dürfen                                                   4 ×
– der Film „Leben mit dem Abschied"                        3 ×
– der Netzwerknachmittag                                   2 ×

des weiteren: das gemeinsame Frühstück am Freitag als
Symbol für die ganze Woche.


*Nicht gefallen hatte den Teilnehmern:*

– Friedhofs- und Krematoriumsbesuch und Ausstellung
  (ziellos, schlechtes Wetter, zu belastend)              4 ×
– Zähflüssigkeit im Plenum                                 3 ×
– störender Umgebungslärm                                  2 ×
– zu viele Entspannungsübungen                             2 ×
– die Kürze des Seminars                                   2 ×

des weiteren: der Netzwerknachmittag; Musik zur Entspannungsübung, nicht geweint zu haben, obwohl danach zumute
war; Rollenspiele (zu wenig Anleitung); daß wichtige Themen
außer Acht gelassen wurden; zu wenig kulturelle Auseinandersetzung (Bestattungsrituale); „Horrorgeschichten" von
Stationen und Ärzten.


*Anregungen für die Gestaltung weiterer Seminare:*

– das Thema mehr philosophisch, kulturell und historisch
  beleuchten (zur Abstandsgewinnung/als Hilfe und
  Vorbild)                                                 4 ×
– Wunsch nach Verlängerung des Seminars                    2 ×

- Wunsch nach Folgeseminar mit identischer Gruppe
  zwecks Erfahrungsaustausch                              2 ×
- ein nächstes Seminar außerhalb von Hamburg
  (mehr Natur)                                            2 ×
- mehr Fallbesprechungen                                  2 ×
- mehr Rollenspiele und bessere Anweisungen               2 ×
- Besuch eines Hospizes                                   2 ×
- bessere Vorbereitung auf den Krematoriumsbesuch         2 ×

des weiteren: mehr Zeit für den Friedhofs- und Krematoriumsbesuch; mehr Entspannungsübungen; mehr Bewegungsübungen (zum Ausgleich für das Sitzen); mehr Filme zeigen; ruhigere Seminarräume; Wunsch nach Folgeseminaren; Einladung anderer Berufsgruppen, beispielsweise Ärzte, Psychologen verschiedener Fachrichtungen; daß spontane Themen ausdiskutiert werden.

### *Resonanzen der Teilnehmer während und zum Abschluß des Seminars*

In den allmorgendlichen Feed-Back-Runden betonten viele Teilnehmer, daß sie sich an den Seminarabenden oft erschöpft gefühlt und erst dann gemerkt hätten, wie anstrengend die Auseinandersetzung mit Sterben und Tod gewesen sei. Gleichzeitig hatten sich die meisten wohl gefühlt, da sie sehr „viel Druck" losgeworden seien und sie sich dadurch „frei" gefühlt hätten.

Eine Teilnehmerin hatte sich das Seminar vollkommen anders vorgestellt, nämlich als Woche mit „langen Vorträgen und ähnlichem". Den hohen Selbsterfahrungsanteil hatte sie nicht erwartet, eher eine Reihe von handfesten Hinweisen zum Umgang mit Sterbenden. Sie hatte noch eine Menge Themen anzusprechen, die für eine weitere Woche reichen würden. Das Seminar hatte sehr viel angeregt und angestoßen.

Eine andere Teilnehmerin fühlte sich sehr gut. Kurz vor der Fortbildung hatte sie ein mulmiges Gefühl gehabt, weil sie sich bisher kaum auf das Thema „Sterben und Tod" eingelassen hatte. Es hatte ihr aber gutgetan, dies einmal eine ganze Woche lang zu tun. Sie nahm sich vor, sich in Zukunft mehr

Zeit zu nehmen für den Umgang mit Sterbenden, aber auch für sich selbst. Sie hatte ihrem Ehemann in dieser Woche sehr viel erzählt.

Eine Teilnehmerin wußte schon von einer Kollegin, was sie in etwa erwarten würde und hatte „etwas Schiß" vor der Seminarwoche gehabt. Ihr war vermittelt worden, daß die Seminarwoche „an's Eingemachte" ginge. Sie fühlte sich zum Abschluß des Seminars sehr angeregt und hatte das Gefühl, einen Weg beschritten zu haben, der noch viel weiter gehe. Sie wünschte sich weitere Seminare.

Mehrere Teilnehmer berichteten, daß die Seminarwoche insgesamt bei ihnen einen „Knacks im Panzer" oder eine „geplatzte Kruste" hinterlassen hätte. Sie hatten das Gefühl, daß sie lange zurückliegende Todesfälle von Patienten erst in dieser Woche verarbeitet hätten.

*Einige abschließende Äußerungen von Seminarteilnehmern*

- „Es war eine schöne, anstrengende und bewegende Woche".

- „Im normalen Leben wird einem gar nicht bewußt, daß der Mensch unendlich mehr empfängt als er gibt, und daß Dank das Leben reich macht".

- „Der Tod schafft Einsamkeit – aber er gehört zum Leben. Reden wir gemeinsam über den Tod und holen wir ihn ins Leben!"

- „Motto: Leichter leben mit dem Abschied!"

- „Die intensive Beschäftigung mit dem Thema hat ihm den Schrecken genommen!"

- „Ich glaube, ich habe gelernt, auf den anderen Menschen zuzugehen ohne eine Erwartungshaltung zu haben".

- „Ich bin dankbar, daß ich wieder auf mich selbst aufmerksam geworden bin".

- „Ich habe mich getraut, meine Hilflosigkeit zuzugeben. Wichtig war für mich der Appell, sich von dem Gefühl zu befreien, „immer etwas tun zu müssen".

- „Ich gehe gestärkt zurück an die Arbeit!"

## 7. Methodische Gestaltung der Fortbildungsseminare und der Einsatz verschiedener Medien

### *7.1 Kleingruppen- und Plenumsarbeit*

Es gab ein großes Bedürfnis der Seminarteilnehmer, sich im Kreise von Kollegen auszutauschen, Erlebnisse „loszuwerden" und über Unsicherheiten und Schwierigkeiten im beruflichen Alltag zu sprechen. Gerade zu Beginn des Seminars bot sich dafür die thematische Auseinandersetzung in Kleingruppen an, da sie die Hemmschwelle für Äußerungen herabsetzt und die Teilnehmer sich untereinander besser kennenlernen und Vertrauen gewinnen können. Wichtig war die jeweiligen Ergebnisse im Plenum zusammenzutragen und zu diskutieren, um den gemeinsamen Gruppenprozeß in Gang zu halten.

Erkenntnisse, die selbst erarbeitet werden, sind oft beeindruckender als präsentiertes Wissen und führen möglicherweise eher zu Veränderungen im Alltag.

Eine Kleingruppenarbeit stand unter dem Thema: „Was meine ich, was der Patient von mir braucht bzw. erwartet? Was brauche ich?"

Die im Plenum zusammengetragenen Ergebnisse lauteten:

*Was meine ich, was der Patient von mir braucht bzw. erwartet:*

- viel Zeit, Zuwendung, Geduld, Ruhe, Ehrlichkeit, Vertrauen, Zuhören, Resonanz, Wertschätzung, Trost, Aufmunterung
- Erwartungen sind abhängig von: Alter, Geschlecht, Stadium der Erkrankung, Intaktheit des sozialen Umfeldes, Versicherungsstatus
- Signale für Gesprächsbereitschaft vom Pflegepersonal
- ruhige und entspannte Atmosphäre
- Vermittlerrolle, Übersetzer zwischen Patienten und Ärzten
- Erklären des Tagesablaufs und Hilfe bei der Orientierung auf Station
- Patienten möchten ernst genommen werden
- Pflegepersonal soll Kompetenz ausstrahlen
- Aufklärung
- Diskretion: ein Gespür dafür, was weitergegeben werden darf und was nicht; Anonymität

*Was brauche ich?*

- Informationen über den Patienten
- Wissen über den Stand der Aufklärung
- Sympathie für den Patienten
- Signale für Gesprächsbereitschaft von Patienten
- Offenheit
- Vertrauen zum Patienten
- Fingerspitzengefühl und Erfahrung
- Zeit, sich aus dem Stationsalltag auszuklinken
- Akzeptanz der Kollegen bei längeren Gesprächen mit Patienten
- Ausgeglichenheit im Privat- und Stationsleben
- Entlastung über die Patientengespräche im Team
- Anerkennung und Lob von Kollegen als Motivation, um Gespräche mit Patienten aufzunehmen
- Akzeptanz der Professionalität des Pflegepersonals durch das „akademische" Personal
- Rückhalt
- eigene Abgrenzung und Bewahren der Privatsphäre

Ein wichtiges Ergebnis für die Seminarteilnehmer war das „Erwartungspatt" zwischen Patienten und Pflegepersonal: „Ich erwarte Signale für die Gesprächsbereitschaft vom Patienten, während der Patient diese von mir erwartet". Die Diskussion über die Konsequenz, nämlich die daraus folgende Sprachlosigkeit zwischen Klinikpersonal und Patienten, und über Möglichkeiten ihrer Überwindung im klinischen Alltag beeindruckte Pflegepersonal und MTAs. Deutlich wurde, daß das Klinikpersonal gefordert ist, auf Patienten zuzugehen und diese zu fragen, ob sie über ihre Situation sprechen möchten, wenn ein Gespräch zustande kommen soll.

### Prozeßhafter Seminarverlauf

Aus dem Gruppenprozeß ergaben sich immer wieder neue Themen. So kam es beispielsweise im Anschluß an Übungen nur zu spärlichen Äußerungen oder die Teilnehmer griffen Gedankenanstöße nicht auf. In einem Fall wurde die dadurch eingetretene Stille von einer Teilnehmerin als „geladen" empfunden. Sie äußerte den Eindruck, die Leitung des Seminars hätte die Stille „inszeniert". Diese Äußerung und Empfindung führte einerseits zu einem Austausch über Eigenverantwortung und -initiative und andererseits zu einer Auseinandersetzung über das Wesen von Spekulationen und Projektionen, die ein massives Eigenleben entwickeln können, wenn sie nicht hinterfragt werden, im Sinne: „Ich denke, daß er/sie denkt .. ".

Wichtig und schwierig für die Seminarleitung war, die Balance zu halten, so daß Themen weder übergangen wurden, noch ausuferten.


### 7.2 Filme

Die Präsentation von Filmen kann eine hilfreiche Einstimmung für bestimmte Themen sein. Wir zeigten den Film „Abschied vom Leben". Bei diesem Film handelte es sich um eine beeindruckende Dokumentation über eine leukämiekranke junge Frau nach Knochenmarkstransplantation, die sich mit ihrem nahenden Tod und dem Abschied innerhalb ihrer Familie auseinandersetzte.

Die Seminarteilnehmer bekamen nach dem Film die Aufgabe, in Kleingruppen die Frage zu beantworten, was der Patientin den bewußten Umgang mit dem Sterben erleichtert bzw. erschwert hatte.

Die Teilnehmer waren sehr berührt und beeindruckt von der Offenheit und der Bewußtheit, mit der sich die Patientin vom Leben und ihren Angehörigen verabschiedete. Die Situation und die Rolle verschiedener Personen wurden erörtert.

Die Mutter und der Lebenspartner konnten die Sterbende nur schwer gehen lassen. Einen sehr positiven Eindruck hinterließ ein Klinikseelsorger, der neben dem ständigen Kontakt zur Patientin auch Vermittlungsfunktionen zwischen den Beteiligten übernahm. Je leichter die Angehörigen die Patientin gehen lassen konnten, desto leichter fiel ihr der Abschied.

Das Gespräch in der Gruppe entwickelte sich dahin, daß die Seminarteilnehmer von persönlichen Erfahrungen mit Todesfällen und von der Bedeutung von Beerdigungsritualen für die Bewältigung der Trauer sprachen. Viele empfanden Trauerrituale als hilfreich und stützend.

### 7.3 Rollenspiele

Wichtig war uns die Arbeit an konkreten Patienten-Fall-beispielen, um einen Praxisbezug herzustellen und mögliche Strategien im Umgang mit Patienten und Angehörigen zu erarbeiten. Es ging uns weniger darum, sofort eine Lösung zu finden, sondern vielmehr den Ist-Zustand zu erfassen und eine Analyse vorzunehmen, die die verschiedenen Ebenen erkennen ließ, um daraus Lösungsmöglichkeiten zu entwickeln. Folgende Fragen an ein geschildertes oder gespieltes Fallbeispiel stellten sich dann beispielsweise: „Was geschah in welchem Bereich: auf der Informationsebene, psychisch, pflegerisch, auf der Beziehungsebene?"

In diesen Sequenzen wurde immer wieder ein Mangel an Kommunikations- und Begegnungsstrategien beim Pflegepersonal und bei den MTAs deutlich. Immer wieder wurde abgewehrt, die eigenen Rollen zu reflektieren und es kam vor allem dann zu heftigen Vorwürfen gegenüber den Ärzten. Einige Seminarteilnehmer hatten das Gefühl, keinen Einfluß auf die Geschehnisse in der Klinik nehmen zu können. Sie glaubten, daß Verbesserungen nur eintreten könnten, wenn die Ärzte „besser" oder „anders" werden würden. Hilfreich war dann, eigene Handlungs- und Reaktionsmöglichkeiten herauszuarbeiten.

Wenn eine Seminargruppe gegenüber Rollenspielen sehr befangen ist und Bloßstellung befürchtet, kann der Einsatz von gespielten paradoxen Interventionen bei schwierigen Patienten und Angehörigen hilfreich sein. Das spielerische Ausdrücken dessen, was das Klinikpersonal im Alltag nicht tun darf, beispielsweise im Umgang mit einer anspruchlichen und nörglerischen Privatpatientin, bringt Entlastung. Es kann sogar großen Spaß machen und die Hemmschwelle senken, sich den Kollegen zu zeigen. Nach einer solchen Sequenz ist es häufig einfacher, persönlich erlebte Konfliktsituationen einzubringen, die dann im Rollenspiel und Rollenwechsel vorgetragen werden. Spielende und Nichtspielende beschreiben, was sie gesehen und empfunden haben und suchen gemeinsam nach Lösungen. Das eigene Wahrnehmungs- und Einfühlungsvermögen wurde von vielen Teilnehmern unterschätzt und führte zu Mangel- und Inkompetenzgefühlen, die im Verlauf des Seminars geringer wurden.

### 7.4 Bewegungsübungen

Viele Seminarteilnehmer berichteten, daß das andauernde Sitzen ungewohnt und auf eine besondere Art anstrengend sei. Bewegungsübungen während des Seminars sind deshalb zu empfehlen, beispielsweise lockere Gymnastik oder eine „sanfte Dusche". Bei der Dusche wird der Körper eines Teilnehmers von einem Partner leicht von kopf- nach fußwärts abgeklopft, danach darf dieser sich „trockenschütteln". Auch spielerische Übungen mit Tennisbällen bieten sich an.

### 7.5 Entspannungs-, Imaginations-, Körperwahrnehmungsübungen und kreative Medien

#### 7.5.1 Zur inhaltlichen Auseinandersetzung mit Gefühlen und Problemsituationen

Bei Themen wie *Unsicherheit, Hilflosigkeit, Angst, Sterben* und *Tod,* die im Klinikalltag häufig tabuisiert werden, wählten wir vor allem nonverbale Zugänge der Auseinandersetzung.

Der Umgang mit Unsicherheit und Hilflosigkeit in der Betreuung von Patienten erscheint uns deshalb besonders wichtig, weil beide Gefühle sowohl im Erleben als auch in der Betreuung von Krebspatienten eine elementare Erfahrung darstellen. Wir thematisierten das Thema „Sicherheit/Unsicherheit" in einer Entspannungs- und Imaginationsübung. Im Anschluß daran brachten die Teilnehmer ihre Erfahrungen in Symbolen, Formen und Farben zu Papier. Die Bilder und Ergebnisse wurden in Kleingruppen vorgestellt und schließlich im Plenum diskutiert.

Eine andere Möglichkeit, Themen wie Unsicherheit und Hilflosigkeit im Umgang mit Patienten aufzunehmen, besteht im Schreiben von Geschichten.

M. Frost leitete eine Entspannungsübung nach Jacobson (progressive Muskelentspannung). U. Schlömer-Doll bat die Teilnehmer, sich im entspannten Zustand gedanklich auf ihre

Station zu versetzen und sich eine Situation vorzustellen, in der
sie sich hilflos, irritiert oder sprachlos gefühlt hatten, sei es im
Kontakt mit Patienten oder mit Angehörigen. Die Teilnehmer
wurden gebeten, sich aus dieser Situation einen kennzeich-
nenden Satz oder eine Äußerung zu merken. Nach der Übung
notierten sie den Satz oder ein Wort auf einen Zettel. Die Zettel wurden eingesammelt und neu verteilt. Die Gruppe wurde
gebeten, sich in vier Kleingruppen aufzuteilen und aus den
Äußerungen, die jede Kleingruppe erhalten hatte, eine
gemeinsame Geschichte zu schreiben.

Die Teilnehmer hatten so die Möglichkeit, ihr persönliches
Erleben in konzentrierter und distanzierter Form mitzuteilen.
Das senkte die Hemmschwelle deutlich und ermöglichte im
Anschluß einen fruchtbaren Austausch, weil gemeinsam
erfahren wurde, daß jeder diese Gefühle von Hilflosigkeit im
Arbeitsalltag kennt.

Im folgenden sind drei so entstandene Geschichten dargestellt, die den Alltag des Pflegepersonals repräsentieren:

*1. Geschichte*

Frau Weber (32 Jahre) wurde von ihrem Hausarzt direkt zu uns auf die Station wegen unklarer Unterbauchbeschwerden überwiesen. Sie machte sich
bei der Aufnahme große Sorgen um die Versorgung ihrer kleinen Kinder.
Nach mehreren Voruntersuchungen stellte sich die Indikation zur OP mit
Verdacht auf Ovarial-Ca. Am Tag vor der OP kamen der Stationsarzt und
der Anästhesist zur Aufklärung. Nachdem der Anästhesist weg war, klingelte
die Patientin und bat uns, noch einmal zu kommen, da noch viele Fragen
offen geblieben waren. Sie hatte Angst, vor der OP und deren unbekannten
Folgen und machte sich dann große Sorgen um ihre Familie. Sie sagte:
„Morgen werde ich operiert, vielleicht wird die OP sehr lang, und ich gehe
auf die Intensivstation. Oder man wird nur in meinen Bauch sehen und kann
mir nicht mehr helfen. Dann sehen wir uns morgen nachmittag". Ich setzte
mich noch eine Weile an das Bett der Patientin. Als ich das Zimmer verließ,
hatte ich das Gefühl, daß sie nervlich ruhiger war. In dem Gespräch berichtete ich ihr von einer Frau, die sich in einer ähnlichen Situation befand. Das
half ihr, besser mit ihrer eigenen Situation klarzukommen. Leider bestätigte
sich die Diagnose und eine Chance auf Heilung war aussichtslos. Nach
Durchsprache der weiteren Therapie und nach einem Zyklus Chemotherapie
entließen wir die Patientin erstmal nach Hause. Die Chemotherapie brachte
nicht den gewünschten Erfolg und schließlich war es abzusehen, daß die
Patientin in absehbarer Zeit bei uns sterben würde. Mit der Frau wurde ein
klärendes Gespräch geführt, in dem man ihr anbot, zu Hause einzuschlafen.
Die Patientin sagte aber: „Ich möchte hier bei Ihnen sterben, da ich mich bei

Ihnen gut aufgehoben fühle. Und ich denke, daß ich zu Hause meine Kinder zu sehr belasten würde. Für die Versorgung meiner Kinder ist durch meine Eltern gesorgt". In einer Nacht verstarb die Patientin ganz plötzlich und unerwartet, ohne daß wir den Ehemann noch rechtzeitig informieren konnten. Leider kam der Ehemann zu spät und machte uns Vorwürfe in seinem Kummer, warum wir ihn nicht früher angerufen und informiert hätten. Wir gaben ihm Zeit, sich von seiner Frau zu verabschieden. Danach ging er nach Hause und ließ uns mit einem unguten Gefühl zurück.

## 2. Geschichte

Trauma: Als ich heute morgen aufwachte, dachte ich an meinen Traum. Draußen schneite es und ich dachte an Anna und hatte Angst vor meinem Dienst. Gestern hat mich ihre Mutter gefragt: „Merkt unser Kind, daß es jetzt stirbt?" Als ich auf Station ankam, sah ich Annas Mutter von weitem. Mir wurde mulmig und am liebsten wäre ich wieder gegangen. Ich zögerte kurz und ging dann doch auf sie zu. Sie sagte: „Anna ist tot". Und sie weinte in meinem Arm um ihre verstorbene Tochter. Wir gingen gemeinsam in Annas Zimmer. Dort saß der Vater mit versteinertem Gesicht. Nachdem sich die Eltern von Anna verabschiedet hatten und gingen, sagte der Vater zu mir: „Ihr müßt pervers sein, daß ihr hier arbeitet".

## 3. Geschichte

Herr Meyer kommt zur Abklärung seines Bronchialkarzinoms zur stationären Behandlung in die Radiologische Klinik. Beim pflegerischen Aufnahmegespräch sagt Herr Meyer: „Es kann hier sowieso nichts mehr für mich getan werden". Für einen kurzen Moment kehrt eine Totenstille zwischen dem Patienten und der Aufnahmeschwester Gerda ein. Verunsichert blickt sie in den Raum und sucht verzweifelnd eine Antwort. Wieder einmal ist eine Situation eingekehrt, wo sich Gerda lieber gedrückt hätte. Sie fragt sich: „Warum gerade ich?!" Gerda weiß die Antwort, denn seit 10 Jahren arbeitet sie auf dieser Todesstation, wo es ein Kommen und doch kein Gehen gibt. Fast alle Patienten suchen hier den Sinn ihres Sterbens und immer wieder muß das gesamte therapeutische Team aktive Sterbebegleitung leisten.

Gerda, die zu diesem Team gehört, verfügt über eine bodenständige und herzerfrischende Art, die zwar gelegentlich rauh, aber immer ehrlich und direkt ist. Gerda fragt die Patienten: „Warum kommen Sie zur Aufnahme, wenn Sie das Gefühl haben, daß hier nichts mehr für sie getan werden kann?" Für einen Moment durchzuckt den Patienten ein lähmendes, eisiges Gefühl. Er antwortet im lauten und schrillen Ton: „Ich bin voll Metastasen und muß sterben?!" Mit dieser Antwort hatte Gerda nicht im geringsten gerechnet, daß Herr Meyer so die Fassung verliert. Spontan und direkt kontert Gerda: „Haben Sie Angst vor dem Tod?" Mit dieser Frage löste Gerda eine Sintflut von Tränen aus. Gerda nimmt, ohne ein Wort zur verlieren, seine Hand. Herr Meyer erringt langsam wieder seine Fassung und beginnt schluchzend von seiner Familie zu erzählen: „Vor einem viertel Jahr ist meine Frau bei einem Verkehrsunfall ums Leben gekommen! Reicht das nicht? Soll mein Kind denn alleine bleiben? Natürlich habe ich Angst vor dem Tod; gibt es Menschen, die völlig befreit davon sind? Der Tod hat mir alles genommen, was mir lieb war". Gerda: „Und Ihr Kind?" Herr Meyer: „Meine Tochter ist das einzige, was mir geblieben ist!" Mit einem stolzen Lächeln auf dem Gesicht sagt der Patient: „Michaela hat vor zwei Wochen eine Lehre als Bankkauffrau bekommen. Sie braucht mich doch?!" Gerda: „Sicherlich haben Sie jetzt durch den plötzlichen Tod ihrer Frau eine sehr verantwortungsvolle Beziehung zu ihrer Tochter". Herr Meyer: „Ja, gemeinsam haben wir den Schicksalsschlag gerade so eben verkraftet, als mein Hausarzt mir dieses Untersuchungsergebnis vorlegte".

Im Verlaufe dieses Gespräches erfährt Gerda noch zahlreiche Informationen über die Lebensgewohnheiten von Herrn Meyer, die Gerda bei der Erstellung einer patientenorientierten Pflegeplanung von Nutzen sind. Zwischen Herrn Meyer und Gerda bahnt sich eine Beziehung an, die Gerda dazu veranlaßt, die Bezugsperson von Herrn Meyer zu werden. Im Verlaufe der nächsten Woche findet Gerda durch den täglichen Besuch seiner Tochter auch persönlichen Kontakt zu ihr. Gerda gewinnt den Eindruck, daß Michaela, die Tochter des Patienten, sehr gut mit dieser Situation zurecht kommt. Durch ihre Lehre als Bankkauffrau und durch die neue Wohnsituation hat sie ein neugewonnenes Selbstbewußtsein erlangt, was ihr bei der Bewältigung des Abschiednehmens hilft.

Gerda hat den Eindruck, daß die Tochter loslassen kann. Die diagnostischen Untersuchungen haben die vorangegangenen Ergebnisse bestätigt und schließen jede weitere Therapie aus. Gerda und der behandelnde Arzt teilen zunächst Michaela dieses Ergebnis mit; sichtlich berührt nimmt sie dieses „Todesurteil" mit versteinerter Miene zur Kenntnis und fragt mit leiser Stimme: „Ist es jetzt soweit?". „Wir müssen täglich damit rechnen. Außer unserer psychologischen Betreuung können wir ihm nur noch die Schmerzen nehmen". Gerda, die schon unzählige dieser Todesurteile zur Kenntnis nehmen mußte, läßt auch dieses nicht eiskalt. Nachdenklich grübelnd, und wieder einmal auf der Suche nach dem Sinn des Lebens, geht sie nach Hause.

1 Woche später. Gerda kommt zum Spätdienst. Sie erfährt, daß Herr Meyer sich in einer akuten Sterbephase befindet und von einem ausgedehnten Lungenödem gekennzeichnet ist. Michaela ist bereits bei ihm. Nach der Dienstübergabe begibt sich Gerda sofort zu ihrem Bezugspatienten. Ohnmächtig vor Atemnot liegt Herr Meyer im Bett. Gerda nimmt seine Hand. Mit Tränen in den Augen sieht Michaela zu Gerda auf: „Stirbt er jetzt?" Sie nickt. Stumm und andächtig verweilen beide am Bett von Herrn Meyer, der sichtlich nach Luft ringt. Herr Meyer krampft Gerdas Hand und bäumt sich auf und röchelt: „Muß ich sterben?" Gerda und Michaela sehen sich stumm an. Er fällt ohne eine Antwort von den Trauernden zurück und flüstert im letzten Atemzug: „Ich sterbe". Tränenerstickt stehen Gerda und Michaela an seinem Sterbebett und schließen seine Augen.

Die gemeinsam in den Kleingruppen formulieren Geschichten wurden im Plenum vorgelesen und von den anderen Teilnehmern bei Bedarf kommentiert. Im Anschluß gab es eine ausführliche Diskussion.

*Die Geschichten, die vom Pflegepersonal und den MTAs gemeinsam geschrieben wurden, illustrieren:*

– die Unsicherheit des Pflegepersonals über den jeweiligen Aufklärungssstand von Patienten und Angehörigen
– die Hilflosigkeit und Sprachlosigkeit gegenüber Patienten mit infausten Prognosen und das schlechte Gewissen, diese dadurch alleinzulassen
– das Unterschätzen der Patienten, die ihren Zustand erfühlen, auch wenn sie nicht in vollem Umfang aufgeklärt wurden
– die Rolle des Pflegepersonals als „Nachaufklärer" und Übersetzer der Ärzte
– die Vermittlerrolle zwischen Patienten und Angehörigen
– die Rolle des Pflegepersonals in der Begleitung von verunsicherten und ängstlichen Patienten
– die Rolle des seelischen Beistands für Sterbende und Angehörige
– die Verhaltensunsicherheiten des Klinikpersonals bei der Konfrontation mit Sterbenden und deren Angehörigen
– das schlechte Gewissen des Pflegepersonals gegenüber Patienten wegen des chronischen Zeitmangels
– die große Belastung des Klinikpersonals, die selbst nachts von ihren sterbenden Patienten und deren Angehörigen träumen und morgens mit einem „mulmigen" Gefühl zu Arbeit gehen
– daß man auch ohne Worte trösten kann
– daß Angehörige das Pflegepersonal in ihrer Trauer und ihrem Schmerz manchmal als Prellbock benutzen und sie zutiefst kränken
– daß Krankenhäuser für Sterbende ein Ort der Sicherheit und des gewollten Rückzugs sein können.

Auch für die *Bearbeitung von Ängsten* bietet sich ein nonverbaler Zugang an. So leitete U. Schlömer-Doll eine Entspannungs- und Imaginationsübung zum Thema: „Wo und wie begegnet mir Angst im Klinikalltag?" Anschließend wurden die Bilder und Symbole, die während der Übung aufgetaucht waren, von den Teilnehmern gemalt und in Kleingruppen besprochen. Alle Teilnehmer wurden gebeten, eine persönliche Stellungnahme zum eigenen Bild abzugeben. Obgleich in der angeleiteten Übung nicht auf eigene Ängste abgezielt worden war, sondern auf Ängste, die einem im Krankenhaus begegnen können, berichteten alle Teilnehmer über persönliche Ängste.

Deutlich wurde die große Motivation und die hohen Ansprüche des Klinikpersonals an sich selbst. Parallel dazu gab es große Angst vor Ungenügen, Vernachlässigung von Aufgaben und Angst vor Fehlern, die durch Arbeit unter großem Zeitdruck geschehen könnten. Durch die Enttabuisierung des Themas „Angst" wandelte sich die Atmosphäre in der Gruppe spürbar. Die Erfahrung, nicht allein zu sein mit den eigenen Ängsten, führte zu mehr Offenheit und Vertrautheit in der Seminargruppe.

Die eigene Angst vor dem *Sterben und dem Tod* und die daraus folgenden Probleme im Umgang mit Sterbenden können häufig erst verstanden werden, wenn man sich der eigenen Bilder und Vorstellungen bewußt geworden ist.

Aus diesem Grund wurde in jedem Seminar „Leben mit dem Abschied" eine Entspannungs- und Imaginationsübung zu dieser Thematik angeboten. Im entspannten Zustand, ausgehend von einem „Ort der Ruhe und der Kraft", der Sicherheit gab, sollten sich die Teilnehmer ihren Vorstellungen und Bildern zu den Begriffen „Leben", „Sterben" und „Tod" zuwenden. Im Anschluß an die Übung wurden sie aufgefordert, diese Bilder zu malen, Symbole und Farben zu jedem Begriff zu Papier zu bringen.

Danach stellten sich die Teilnehmer ihre Bilder gegenseitig vor. Deutlich wurden die individuellen Vorstellungen über Leben, Sterben und Tod, die nebeneinander bestehen konnten, weil es nicht um richtig oder falsch ging. Beeindruckend waren die Gemeinsamkeiten. Beim „Leben" dominierten kräftige Farben und Natur (Sonne, Wasser, Wiesen und Blumen). Das „Sterben" wirkte häufig isoliert, Symbole wie Spiralen, Leitern, Wege und Mauern durchzogen die Bilder. Der Tod wurde häufig durch die Farben schwarz und violett symbolisiert, aber auch durch Fragezeichen.

Solche Übungen mündeten fast immer in einen Austausch über eigene Erfahrungen in Todesnähe und grundsätzliche Bilder und Vorstellungen über Sterben und Tod in unserem Kulturkreis.

### 7.5.2 Entspannungs-, Imaginations-, Körperwahrnehmungs-übungen und kreative Medien zur „Psychohygiene" während des Seminars

Während des Seminarverlaufs gab es immer wieder Phasen, in denen die Stimmung der Gruppe durch anstrengende und belastende Themen immer gedrückter und traurig wurde. Müdigkeits- und Erschöpfungsgefühle machten sich breit. Wichtig war dann, die Erfahrung dagegenzusetzen, daß sich die Teilnehmer in einer Entspannungsübung regenerieren konnten. Die Atmosphäre nach einer Entspannungsübung war oft spürbar leichter.

### 7.5.3 Entspannungs-, Imaginations-, Körperwahrnehmungs-übungen und kreative Medien als Abgrenzungsmöglichkeit gegenüber dem beruflichen Alltag und zur Auseinander-setzung mit eigenen Möglichkeiten zur Gesundheitsförderung

Das Erlernen von Entspannungs- und Imaginationsübungen sollte den Teilnehmern Mittel an die Hand geben, sich dem beruflichen Alltag gegenüber abzugrenzen. Hierzu eignet sich vor allem die Übung „Ort der Ruhe und der Kraft" aus dem Bochumer Gesundheitstraining (1986). Die Teilnehmer werden aufgefordert, einen Ort zu imaginieren, an dem sie sich wohl und geborgen fühlen, an dem sie nichts leisten und keinerlei Verantwortung tragen müssen. Eine Teilnehmerin, die erzählte, daß sie sehr stark unter der empfundenen Aussichtslosigkeit und Überforderung in ihrem Berufsleben litt, war im Anschluß an die Übung sehr gelöst und sagte: „Ich ließ Drachen in den blauen Himmel steigen!"

Zur Förderung der eigenen Gesundheit setzten wir beispielsweise eine Entspannungs- und Imaginationsübung zum Thema: „Wie kann ich besser für mich sorgen?" ein (Malen – Bilderschau im Plenum – Darstellung in der Kleingruppe).

In anschließenden Gesprächsrunden gab es regen Austausch darüber, was in Zeiten von Anspannung und Streß von den Teilnehmern als entlastend und hilfreich empfunden wurde. Viele Teilnehmern schilderten ihre Erfahrung, Erholung und Entspannung in der Natur zu finden, und gaben anderen somit neue Anregungen zum Streßabbau.

Die Leiterinnen lenkten das Gespräch auf das Thema „Kraftquellen im belastenden Alltag". Die Teilnehmer wurden aufgefordert, sich in Kleingruppen zusammenzufinden und sich dort gegenseitig zu erzählen, was ihnen in ihrem Leben Kraft gibt, was ihnen gut tut und was sie machen, um sich von Patientenschicksalen, die ihnen nahe gehen, abzugrenzen. Im Anschluß daran malte jede Gruppe ein gemeinsames Bild. Diese Bilder wurden im Plenum vorgestellt und besprochen.

*Folgende Kraftquellen waren auf den Bildern dargestellt:*
- gutes Essen
- Sport
- Gartenarbeit, Natur genießen, Spazierengehen, den Himmel sehen
- Reisen
- Musik hören und Musik machen
- Bücher lesen
- kochen
- es sich zu Hause gemütlich machen
- sich Luxus gönnen (Konsum)
- sich chic anziehen
- mit lieben Menschen telefonieren
- ein Gleichgewicht, eine Balance finden
- geben und nehmen
- Gesprächsführungstechniken erlernen
- Supervision
- sozialpolitisches Engagement (Relativierung des eigenen Elends durch Kenntnis des Elends in der Dritten Welt)
- besondere Sportarten wie beispielsweise Paragliding.

Zum Thema Abgrenzung diskutierten wir über die Funktion des weißen Kittels. Aus Sicht der Klinikmitarbeiter steht er für Uniformität und ständige Verfügbarkeit. Patienten reagieren oft sehr verwundert und interessiert, wenn sie die Schwestern in ihrer Privatkleidung außerhalb des Krankenhauses treffen. Dies wird nachvollziehbar, wenn man die Geschichte der Krankenpflege betrachtet mit ihrer erst sehr späten Tendenz zur Professionalisierung. So wurde die Krankenpflege lange Zeit nicht als Beruf, sondern als „Berufung" gesehen, die kein Privatleben jenseits der Pflegetätigkeit vorsieht.

Auch *Körperwahrnehmungsübungen,* beispielsweise zum Thema: „Wie schütze ich meine Gesundheit: Stehen – Gehen – Grenzen wahrnehmen", hatten einen wichtigen Stellenwert. Bei dieser Übung ging es im ersten Schritt darum, daß die Teilnehmer ihre momentane Stimmung in Bewegung umsetzten, in ihrem ganz persönlichen „inneren" Tempo durch den Raum gingen und dabei ihren Körper und die auftauchenden Gefühle bewußt wahrnahmen. Im zweiten Schritt wurden die Teilnehmer aufgefordert, sich im Zusammensein und -spiel mit den anderen wahrzunehmen: „Gehen Sie Ihren eigenen Weg oder weichen Sie anderen aus?" Weiter erging die Aufforderung ganz schnell, dann ganz langsam zu gehen und schließlich zielgerichtet einen Punkt zu fixieren, um darauf zuzugehen und wiederum die Gefühle, die damit verbunden waren, bewußt zu registrieren. Schließlich kehrten die Teilnehmer wieder zu ihrem eigenen Rhythmus zurück. Sie wurden aufgefordert, stehenzubleiben und die Arme auszubreiten, um die eigenen Grenzen im Raum (dort wo die Fingerspitzen enden) zu erfahren. Die Aufforderung lautete: „Nehmen Sie diese Grenzen deutlich wahr und sagen Sie sich: „Ich setze meine Grenzen!". Um die eigenen Grenzen verteidigen zu können, müssen sie wahrgenommen werden. Prinzipiell hat jeder die Entscheidung, welche Menschen er in diesem ganz persönlichen Raum zuläßt. Die Ausnahme bilden Gewalttaten. Unsere Aufforderung lautete: „Sie allein können sich dagegen wehren, wenn Menschen ihren Raum nicht respektieren und in ihre Grenzen gewiesen werden müssen".

In einer anschließenden Gesprächsrunde gab es ausreichend Zeit, sich über das Erlebte auszutauschen. Die Übungselemente wurden natürlich sehr unterschiedlich empfunden. Einige Teilnehmer fühlten sich bei der ruhigeren Gangart wohler, waren eher in sich gekehrt, hatten Schwierigkeiten mit der schnelleren Gangart, fühlten sich gehetzt und getrieben. Andere Teilnehmer fühlten sich unwohl bei der langsamen Gangart, fühlten sich eingeengt durch die Nähe zu den anderen. Viele empfanden das zielgerichtete Gehen als „rücksichtslos" (ohne auf den anderen zu achten).

Uns ging es in erster Linie darum, daß die Teilnehmer diese Unterschiede wahrnahmen und sich des eigenen momentanen Tempos bewußt wurden.

### 7.6 Friedhofs- und Krematoriumsbesuch

Ein Friedhofs- und Krematoriumsbesuch war fester Bestandteil unseres Seminares „Leben mit dem Abschied". Der Besuch wurde von M. Frost mit einem Referat über die Entstehung und Geschichte des Ohlsdorfer Friedhofs in Hamburg vorbereitet. Wir trafen uns morgens mit den Seminarteilnehmern am Haupteingang, wo uns ein Mitarbeiter der Friedhofsverwaltung in Empfang nahm, um uns einige ausgewählte Bereiche des Friedhofs zu zeigen.

Unsere Friedhöfe sind ein Abbild unserer Geschichte. Wir besichtigten Gräber aus verschiedenen Epochen, Grabstätten berühmter Persönlichkeiten, Familiengräber, Grabstätten von Bombenopfern des zweiten Weltkrieges und der Flutkatastrophe von 1962 in Hamburg sowie den anonymen Urnenhain.

Die anonyme Bestattung, die in Hamburg ständig an Bedeutung gewinnt, wurde schon vor dem Friedhofsbesuch im Seminar angesprochen und kontrovers diskutiert. Während einige das Gefühl hatte, daß man die Verstorbenen dann auch gleich verscharren könne, vertraten andere die rationale Auffassung, daß eine anonyme Urnenbestattung die sauberste und platzsparendste Lösung sei. Wiederum andere meinten, daß man einem Verstorbenen in gutem Andenken bewahren könne ohne zu wissen, wo genau dieser begraben sei. Der anonyme Urnenhain in Hamburg-Ohlsdorf ist ein besonders schöner Hügel, auf dessen Gipfel ein großes Mausoleum steht und an dessen Fuß Berge von Blumen davon zeugen, daß viele Angehörige an diesen Ort kommen, um ihrer verstorbenen Lieben zu gedenken.

Während des Rundganges hörten wir viel Interessantes über den Umgangs mit Sterben und Tod. Wir erfuhren beispielsweise, daß alte und zum Teil sehr monumentale Familiengräber, deren Nutzungszeit abgelaufen ist und die nicht mehr von den Ursprungsfamilien weiter gepachtet werden, „untervermietet" werden. Es werden Patenschaften vergeben. Die neuen Nutzer verpflichten sich, diese Gräber denkmalschutzgerecht wiederherzurichten und können dort ihre Toten bestatten.

Nach dem Friedhofsrundgang (in einem Fall auch davor) besuchten wir das Krematorium. Ein dortiger Mitarbeiter übernahm die Führung. Die Teilnahme war freiwillig, aber nur einige wenige Seminarteilnehmer zogen es vor, draußen zu warten. Wir besichtigten die Trauerhallen, die Räume, in denen die Särge angeliefert und für die Verbrennung bereitgestellt werden sowie die Verbrennungsöfen. In drei Öfen konnten wir verschiedene Stadien der Verbrennung beobachten, beispielsweise, wie ein Sarg in Flammen aufging und wie die Knochenreste und Asche aus dem Ofen entfernt wurden, um in einer Mühle zerkleinert zu werden. In dieser Phase galt es, ein wachsames Auge für die Teilnehmer zu haben und sich bei Bedarf um sie zu kümmern, da einige „weiche Knie" bekamen oder sehr stark berührt waren. Die Teilnehmer hatten auch Gelegenheit, mit dem Heizer und mit einem Mitarbeiter, der sich während der Trauerfeiern um die Hinterbliebenen kümmerte, zu sprechen.

Für viele Seminarteilnehmer war der Krematoriumsbesuch so beeindruckend, daß er andere Eindrücke des Friedhofsbesuchs überdeckte. Die Seminargruppe setzte sich am nächsten Seminartag intensiv mit der Einäscherung auseinander. Die Verbrennung wurde von dem meisten als „sauber" und „umweltfreundlich" empfunden. Die Teilnehmer waren angenehm überrascht von der Individualität, die nicht unbedingt erwartet worden war. Es war sichergestellt, daß jeder Leichnam einzeln verbrannt wurde. Einige Teilnehmer hatten zuvor beängstigende Phantasien gehabt oder Gerüchte über gemeinsame Verbrennung von Leichen gehört. Die Feuerbestattung löste bei einigen Teilnehmern Gefühle und Assoziationen eines Fegefeuers sowie die Befürchtung aus, verbrannt zu werden, obwohl man nicht wirklich tot sei. Auch tauchten vereinzelt Erinnerungen an die Verbrennungsöfen der Konzentrationslager auf.

Allgemeine Empörung löst die Tatsache aus, daß Beerdigungen auch ein profitables Geschäft sein können. Ein Mitarbeiter des Krematoriums erzählte uns, daß die Trauernden von Bestattungsunternehmen mit moralischem Druck zu sehr teuren Särgen und Überurnen überredet werden. Das dekorative Beiwerk an Särgen (Griffe etc.) werde vor der Verbrennung entfernt und als Altmetall verschrottet. Die Teilnehmer waren sich einig, daß einige Aufwendungen nicht erforderlich seien und daß Trauernde finanziell ausgebeutet werden würden. Das Bedürfnis von Angehörigen, die bestmöglichen Beigaben zu geben, kann allerdings auch als ein Beitrag zur Hochachtung des Verstorbenen verstanden werden und sollte deshalb nicht nur unter ökonomischen Effizienzaspekten abgewertet werden. Grabbeigaben gab es früher in fast allen Kulturen und auch daran haben Gold-, Bronze- und Silberschmiede verdient.

Im Jahre 1992 fand eine Ausstellung im Verwaltungsgebäude des Ohlsdorfer Friedhofs mit dem Titel: „Tod und Technik – hundert Jahre Feuerbestattung in Hamburg" statt. In einer Ansprache erfuhren wir von der Geschichte der Feuerbestattung in Hamburg und von der Arbeit des Förderkreises Ohlsdorfer Friedhof e.V., der es sich zum Ziel gesetzt hat, das alte Krematoriumsgebäude an der Alsterdorfer Straße vor dem Verfall zu retten. Die Mitglieder setzen sich für den Erhalt kulturhistorischer Grabmäler ein und möchten durch ihre Arbeit dazu beizutragen, den Tod mehr in das Leben zu integrieren.

Mit der Ausstellungseröffnung verbunden war auch ein gemeinsamer Besuch des alten Krematoriums. Als wichtig hat sich erwiesen, vor jedem Besuch Erkundigungen über die Situation im Krematorium einzuholen. Nach zwei intensiven, aber die Teilnehmer nicht überfordernden Besuchen im Jahr 1991/92 kamen wir 1993 unvorbereitet in ein völlig überfülltes Haus. Die Särge stapelten sich in den Fluren und standen in einer Schlange aufgereiht vor den Verbrennungsöfen. Der Grund dafür war, daß die zweite Verbrennungsanlage in Hamburg-Öjendorf modernisiert wurde und daher alle Verbrennungen in Ohlsdorf stattfinden mußten. Mehrere Heizer arbeiteten schon seit geraumer Zeit rund um die Uhr in

Schichten und hatten wenig Zeit und Lust, etwas zu erklären. Einige von ihnen waren wenig einfühlsam gegenüber dem „Besuch" und verhielten sich leicht zynisch, was für die Seminarteilnehmer nicht angenehm war und zu entsprechenden Dissonanzen führten.

*Übereinstimmung bei der Resonanz der Seminarteilnehmer zum Friedhofs- und Krematoriumsbesuch im Jahre 1993*

Die meisten Seminarteilnehmer empfanden die Erfahrung im Krematorium als „hart, aber gut", hatten das Gefühl, daß „etwas in Bewegung gekommen sei".

Viele Teilnehmer hatten „gut durchgehalten" bzw. sich innerlich distanziert (wie im klinischen Alltag). Erst am Abend spürten sie ihre Erschöpfung, waren genervt und bissig. Wichtig war, zu thematisieren und festzustellen, daß solche belastenden Erlebnisse, die „weggesteckt" werden, direkten Einfluß auf das Privatbereich nehmen können ohne daß dies bewußt wird. Einige Teilnehmer hatten ihre speziellen Abwehr- und Bewältigungsmechanismen kennengelernt (auf Durchzug stellen; einen Schalter ausknipsen; Flucht nach vorn) und somit die Chance, diese als Signal für eine große psychische Belastung zu erkennen.

Der Zynismus von Heizern wurde einerseits empörend erlebt. Die Heizer hatten uns u.a. darauf aufmerksam gemacht, daß ein neuer Sarg in einen Ofen eingeschoben wurde und uns die Gelegenheit gegeben, dies zu beobachten. Sie hatten dann – so unser Eindruck – die Klappe des Ofens extra lange offengelassen, so daß wir sehen konnten, wie der Sarg Feuer fing. Andererseits waren die Seminarteilnehmer sehr selbstkritisch und erzählten, daß Zynismus beim Pflegepersonal und bei den MTAs ebenfalls vorkomme, wenn die physische und psychische Belastung zu groß werde.

Das „Häuflein Asche", das nach der Verbrennung übrig blieb beschäftigte viele Teilnehmer. Einige fragten sich, wie da noch ein Leben nach dem Tod möglich sein solle? Andere erlebten die Verbrennung als eine Umwandlung in anderen Zustand. Wiederum andere zweifelten daran, daß der tote

Körper nur eine „Hülle" sei und entschieden sich deshalb gegen eine Feuerbestattung.

Viele Teilnehmer beschäftigten sich aufgrund ihrer Erlebnisse während des Friedhofs- und Krematoriumsbesuchs mit ihren eigenen Vorstellungen und Wünschen, was nach ihrem Tod mit ihnen geschehen solle und brachten dieses Thema im Gespräch in ihre Freundeskreise ein. Einige hatten sich entschlossen, sich auch feuerbestatten zu lassen, nachdem sie vorbestehende düstere Bilder über Bord geworfen hatten. Andere wurden in ihrem Wunsch bestätigt, eine Erdbestattung zu wählen.

Nahezu alle Teilnehmer machten deutlich, daß sie der geschäftsmäßige Umgang mit den Trauerfeiern, die sie an einer Kapelle beobachten hatten, sehr unangenehm berührt hatte und sich diese Perspektive mit ihren eigenen Gefühlen bei einer Beerdigung und Trauerfeier nicht vereinbaren ließe. Einige Teilnehmer wendeten sich am Nachmittag nach dem Krematoriumsbesuch ganz bewußt lebendigen Dingen zu, die ihnen viel bedeuteten. Sie spielten mit ihren Kindern, besuchten Freunde, führten lange Gespräche mit ihren Partnern und pflanzten Blumen im Garten. Andere begannen Dinge aus ihrem Leben, mit denen sie nicht zufrieden waren, in Frage zu stellen.

Nach dem anstrengenden Friedhofs- und Krematoriumsbesuch widmeten die Leiterinnen den folgenden Seminartag ganz gezielt den möglichen „Kraftquellen" der Teilnehmer.


## 7.7 Netzwerkförderung

Bei zwei Seminaren „Leben mit dem Abschied" hatten wir je eine Referentin, die über die Hospizbewegung in Deutschland und eine Referentin, die über ihre Arbeit in einer Beratungsstelle für Sterbende und deren Angehörige berichten wollten, eingeladen. Beide sagten kurzfristig ab.

Als besonderes Erlebnis wurde vom Klinikpersonal die Möglichkeit empfunden, sich im Rahmen unseres Fortbildungsseminars mit der Mutter einer verstorbenen Patientin auszutauschen. Es ging um ihre persönlichen Erfahrungen mit dem Krankheitsprozeß ihrer Tochter, dem Sterben und der

Trauerbewältigung. Kennzeichnend für den Krankheits- und Sterbeprozeß des jungen Mädchens war eine große Nähe und Intensität aller Familienmitglieder. Das Mädchen war an einer Histiozytose erkrankt und erhielt mehrere Zyklen Chemotherapie, die eine kurze Phase der Remission bewirkten. Die Erkrankung brach jedoch wieder aus und erneute Chemotherapien brachten keinen Erfolg. Der außerordentlich große Behandlungswille des Mädchens führte dann dazu, daß sie mit ihrer Familie nach Seattle flog, um dort eine Knochenmarkstransplantation vornehmen zu lassen. Sie starb dort an den Behandlungsvorbereitungen.

Die Mutter bilanzierte auf unseren Wunsch, welches Verhalten von Pflegekräften und Ärzten sie als hilfreich und weniger hilfreich empfunden hatte. Zu den Dingen, die sie im Nachhinein als hilfreich empfand, gehörten eher kleine Zeichen von Fürsorge und Zuwendung, beispielsweise das Angebot, der Tochter in der Nacht einen Kamillentee zu kochen oder ein wohltuendes Sitzbad anzubieten. In einer anderen Situation traf sie eine Krankenschwester weinend auf dem Flur, weil ihr die Erkrankung des jungen Mädchens so nahe ging. Die Mutter war sehr beeindruckt von diesem Mitgefühl. In guter Erinnerung hatte sie auch ein Stück Normalität, das hergestellt wurde, als ihre Tochter gemeinsam mit einer Schwester, die gerade ein Studium begonnen hat, Mathematikaufgaben löste.

Als weniger hilfreich erlebte sie die Aussage einer Krankenschwester, das Fieber der Tochter sei nur ein Ausdruck ihrer Angst. Sie solle nicht mehr soviel Angst haben, dann würde das Fieber sinken. Gestört hatte sie auch, wenn Pflegekräfte sich über die Patientin hinweg am Bett über private, die Freizeit betreffende Dinge, unterhielten.

Die Mutter sprach über ihre Trauerbewältigung und beschrieb die Dinge, die ihr geholfen hatten. An allererster Stelle stand das Weinen. Sie hatte ein Jahr lang jeden Tag Stunden geweint, z.T. auch geschrien, bis zur körperlichen Erschöpfung. Wichtig war ihr auch das Schreiben. So hatte sie viele Briefe und ein Buch über den Krankheitsprozeß und das Sterben ihrer Tochter geschrieben. Der Beziehungen mit Freunden, die damit umzugehen verstanden, war wichtig;

ebenso der Kontakt zu Freunden der Tochter, sowie die gegenseitige Unterstützung in der Ehe und der Kontakt zu ähnlich betroffenen Paaren in der Selbsthilfegruppe „Verwaiste Eltern".

Die Mutter hatte betont, wie wichtig der Kontakt zu ebenfalls betroffenen Eltern für sie war. Sie hatte es als besonders entlastend erlebt, daß bestimmte „irreale" Erfahrungen auch von anderen gemacht wurden, beispielsweise das Gefühl, die verstorbene Tochter könne jeden Moment den Raum betreten. Die Leiterinnen bestätigten diese Erfahrung aus ihrem Kontakt mit Angehörigen. Der Kontakt zu Gleichbetroffenen kann der Überprüfung des „Nicht-Verrückt-seins" dienen.

Die Mutter hatte viel Literatur zu diesem Thema gelesen und sich somit auf vielen Ebenen intensiv mit ihrer Trauer und den Erfahrungen anderer auseinandergesetzt.

### *Resonanz der Seminarteilnehmer auf den Bericht der verwaisten Mutter*

Die meisten Seminarteilnehmer waren sehr bewegt durch ihre Erzählungen. Ein Teilnehmer hob den Reifeprozeß, den das kranke Mädchen offenbar durchgemacht hat, als besonders faszinierend hervor.

Viele Teilnehmer waren beeindruckt, daß eher kleine Gesten für die Patientin von der Mutter als hilfreich und stützend erlebt worden waren. Zu der kritischen Anmerkung der Mutter, daß sie es als störend empfunden hatte, wenn Schwestern sich über die Patientin hinweg unterhielten, wurde bemerkt, daß dies oftmals ein sehr nötiger Schutz sei, weil das Pflegepersonal nicht immer in der Lage sei, sich auf den Patienten einzulassen.

Eine Teilnehmerin ging auf den Vorschlag der Mutter ein, daß man doch für Eltern gestorbener Kinder noch einmal einen Gesprächstermin mit den Betreuenden im Krankenhaus anbieten sollte. Sie selbst hielt diesen Vorschlag für nicht zu verwirklichen. Sie selbst hatte Angst vor einer weiteren Begegnung mit Eltern gestorbener Kinder und glaubte dies auch von ihren Kollegen. Sie sprach in diesem Zusammenhang von Schuldgefühlen, weil ihr eigenes Kind gesund sei. Auf die Frage krebsbetroffener Eltern, ob sie auch Kinder hätte, würde sie häufig mit einem Kloß im Hals reagieren und am liebsten gar nicht anworten. Die Leiterinnen wiesen daraufhin, daß mit dieser Frage auch gemeint sein könne, daß die Eltern wissen wollen, ob die Krankenschwester sich in ihre Lage hineinfühlen könne. Eine andere Krankenschwester nahm den Vorschlag der Mutter als Anregung auf, Eltern, deren Kind sie intensiv betreut hatte, ein solches Gespräch anzubieten.

Zwei Teilnehmer wünschten sich, daß ihre Angehörigen sich im Falle ihres Todes schneller und leichter lösen könnten. Sie äußerten Angst davor, daß sie nach ihrem Tode immer mehr idealisiert werden könnten, d.h. nicht mehr als die gesehen würden, die sie wirklich waren, mit all ihren „Macken". Auch von anderen Seminarteilnehmern wurde der Wunsch geäußert, daß deren Angehörige so normal wie möglich weiterleben sollten.

Während dieser „Netzwerk-Nachmittage" legten wir auch Literatur zum Thema Krebs, Tod und Sterben und Netzwerkförderung aus (Monographien von Krebsbetroffenen und Trauernden, Adressen von Beratungsstellen etc.).

## 8. Resumée

Im Laufe der letzten Jahre hat sich gezeigt, daß ein Seminar zur Kompetenz- und Gesundheitsförderung angesichts von Sterben und Tod akzeptiert wird. Wir fanden eine gute Resonanz bei Pflegekräften und Medizinisch-Technischen Assistenten. Der Erfolg des Seminares steht und fällt mit dem Vertrauen der Teilnehmer in die Leitung und die Kollegen. Erst diese Basis ermöglicht eine wachsende Bereitschaft zu gegenseitiger Offenheit. Die Leitenden müssen Authentizität und Toleranz vorleben, damit sich alle in der Gruppe aufgehoben fühlen können.

Wichtig sind eine Verankerung der Seminarleiter in der klinischen Praxis und persönliche Erfahrungen mit Schwerstkranken und Sterbenden. Das Klinikpersonal erwartet von Fortbildenden, daß sie selbst erfahren haben, worüber sie sprechen.

Gefordert war eine flexible Seminarleitung, die die Themen und Bedürfnisse der Gruppe berücksichtigte. Immer wieder mußte sich die Seminarleitung in Pausen zurückziehen, um über den weiteren Verlauf und den Einsatz der verschiedenen Medien zu beraten.

Die Teilnehmer fühlten sich ernst genommen und engagierten sich, weil mit ihren persönlichen Themen gearbeitet wurde. Gefühle durften gezeigt werden. Gespräche mit Kollegen waren entlastend, erweiterten den Horizont und schafften Solidarität.

Die Wahrnehmungs-, Bewegungs-, Entspannungs- und Imaginationsübungen wurden von den Teilnehmern als vielfach neue Erfahrungen positiv erlebt und führten zu einer Sensibilisierung für den eigenen Körper. Das Erlernen von Entspannungsübungen diente der Regeneration und der Gesundheitsförderung.

Die Teilnehmer unserer Seminare stellten eine besondere Gruppe dar. Es handelte sich um diejenigen, die trotz Erschöpfung und Frustration im Klinikalltag nach neuen Wegen suchten; die bereit waren, sich in einem einwöchigen Fortbildungsseminar mit sich selbst und der Meinung anderer auseinanderzusetzen.

Diese Gruppe der engagierten klinischen Mitarbeiter braucht besondere Unterstützung und Rückhalt durch professionelle Berater (verschiedener Fachrichtungen). Diese Menschen können Motor sein für Veränderungen, die unsere Krankenhäuser lebendiger und wärmer werden lassen.

## Literatur

Bartholomeyczik S (1987) Arbeitsbedingungen und Gesundheitsstörungen bei Krankenschwestern. Dtsch Krankenpflege Z (1): 2–9

Beitel E, Niesel W (Hrsg) (1986) Bochumer Gesundheitstraining. Ein Trainingsprogramm zur Unterstützung der natürlichen Heilkräfte bei Krebs und anderen Erkrankungen. Arbeitsgruppe Vegetative Physiologie, Ruhr-Universität Bochum

Burisch M (1989) Das Burnout-Syndrom. Springer, Berlin Heidelberg New York Tokyo

Canacakis J (1990) Ich sehe deine Tränen. Trauern, klagen, leben können. Kreuz-Verlag, Stuttgart

Donath H (1991) Die Arbeitssituation von Medizinisch-technischen AssistentInnen in der Strahlentherapie. Diplomarbeit, Universität Hamburg
Farberow N L (1970) Suicide among patients with malignant neoplasms. In: Shneidman E S (ed) The psychology of suicide. Science House, New York
Herschbach P (1991) Psychische Belastung von Ärzten und Krankenpflegekräften. In: Koch U (Hrsg) Psychologie in der Medizin. edition medizin, Weinheim
Jonasch K (1985) Zum Prozeß der Aufklärung bei Karzinompatienten. Dissertation, Universität Heidelberg
Koch U, Schmeling Ch (1982) Betreuung von Schwer- und Todkranken. Urban & Schwarzenberg, München Wien Baltimore
Muthny F A, Beutel M (1990) Psychosoziale Belastungen von medizinischem Personal und Personalfortbildung/Supervision. In: Broda M, Muthny F A (Hrsg) Umgang mit chronisch Kranken. Thieme, Stuttgart New York
Muthny F A (1991) Psychosoziale Fortbildung und Supervision für Pflegepersonal in der Onkologie – Ziele, Konzeptionen, Arbeitsformen. Vortrag, II. Psychosozialer Krebskongreß, Heidelberg
Schlömer U (1990) Klinische Beobachtungen zum Thema Aufklärung. Röntgenpraxis 43 (10): 380–384
Schlömer U (1994) Psychologische Unterstützung in der Strahlentherapie. Springer, Wien New York

# Psychoonkologie im Krankenhaus: Integrationsmöglichkeiten und Erfahrungen

M. Kopp, H. Schweigkofler, B. Holzner, H. Oberbauer und
B. Sperner-Unterweger

## Einleitung

In der vorliegenden Arbeit soll am Beispiel eines funktionierenden Liaisondienstmodells an der Abteilung für Knochenmarktransplantation der Universitätsklinik für Innere Medizin Innsbruck Interventionsformen und Integrationsmöglichkeiten der Psychoonkologie zur Behandlung stationärer Patienten aufgezeigt werden.

Die Knochenmarktransplantation (KMT) hat als Behandlungsmethode von hämatologischen und nicht hämatologischen Tumorerkrankungen in den letzten zwei Jahrzehnten zunehmend an Bedeutung gewonnen. Dabei stand die rein medizinische Betrachtungsweise der KMT im Mittelpunkt.

Erst seit einiger Zeit wird sowohl dem Bedarf nach einer umfassenden Betreuung des Patienten und seiner Angehörigen vor, während und nach einer Transplantation, als auch dem Bedarf des Transplant-Teams nach einer fachlich geleiteten Supervision durch den Einsatz von Psychoonkologen Rechnung getragen.

## Medizinische Aspekte einer KMT

### Anwendung und Formen

Das Verfahren der KMT, das eine potentiell kurative Methode darstellt, kann dann zum Einsatz kommen, wenn Patienten auf konventionelle chemo- und strahlentherapeutische Behandlungen nicht oder nur zum Teil ansprechen. Dabei kommt insbesondere das Prinzip der Dosiseskalation wirksamer Substanzen mit anschließender Transplantation des Knochenmarks zur Anwendung (Korth 1994). Von einer autologen Transplantation spricht man, wenn das patienteneigene Knochenmark retransfundiert wird, von einer allogenen, wenn das Knochenmark einem passenden Anverwandten oder Fremdspender entnommen und transplantiert wird.

### *Ablauf*

Ohne dem fast unüberschaubaren medizinischen Fachwissen gerecht werden zu können, soll im folgenden eine kurze Beschreibung zum Ablauf einer KMT gegeben werden:

Nach der Einschleusung in eine Isoliereinheit („Zelt" oder steriles Zimmer) wird mittels der Einnahme antibiotischer und antimykotischer Medikamente eine Dekontamination von Haut und Gastrointestinaltrakt erzielt, um Infektionen vorzubeugen. Anschließend wird in der Konditionierungsphase (ca. eine Woche vor der eigentlichen Transplantation) durch Ganzkörperbestrahlung und hochdosierte Chemotherapie eine vollständige Zerstörung maligner Tumorzellen sowie des patienteneigenen Knochenmarks angestrebt. Ungefähr zwei Tage nach dieser Konditionierungsphase erfolgt die eigentliche Transplantation durch Infusion des eigenen oder gespendeten Knochenmarks; ab diesem Zeitpunkt beginnt das Warten auf „das Anwachsen des Transplantates".

In dieser Phase ist der Patient durch den behandlungsbedingten Abfall von Leukozyten und Thrombozyten einer Reihe von möglichen Komplikationen, wie Entzündungen, Schmerzen, Fieber usw. ausgesetzt. Lebensgefahr besteht bei schweren Infektionen, Blutungen, Abstoßungsreaktionen und Transplantat-gegen-Wirt-Reaktionen.

Die Chance des Patienten, die Transplantation zu überleben, ist abhängig von der Art und dem Stadium der Erkrankung, sowie vom Alter und den Vorerkrankungen.

**Psychische Belastungen bei KMT für Patienten und Angehörige**

Abgesehen von den schon überaus großen psychischen Belastungen für die Betroffenen und deren Angehörige durch das monate- bzw. jahrelange Leben mit einer Krebserkrankung, steht der Patient, dem von medizinischer Seite eine KMT empfohlen wird, vor einer zusätzlichen streßinduzierenden Problematik: einerseits bietet die Intervention, der er schriftlich zuzustimmen hat, je nach Diagnose die Chance einer vollständigen Heilung seiner Erkrankung, andererseits können aber auch je nach Krankheitsstadium Komplikationen mit tödlichem Ausgang auftreten.

Patienten, für die das eigene oder das Knochenmark ihrer Blutsverwandten aus verschiedenen Gründen nicht verwendbar ist, befinden sich in einer unsicheren Zeit des Wartens auf eine entsprechende Knochenmarkspende aus einer internationalen Spenderbank.

In der Konditionierungsphase treten häufig Nebenwirkungen der Ganzkörperbestrahlung und der hochdosierten Chemotherapie auf; diese beinhalten meist Übelkeit, Erbrechen, Schmerzen, Haarausfall und Mukositis. Der während dieser Zeit oft körperlich schlechte Allgemeinzustand der Patienten hat natürlich auch massive psychische Folgen. Gefühle der Hoffnungslosigkeit, der Verzweiflung und des Aufgebenwollens treten häufig bereits in dieser Phase auf.

Während die eigentliche Transplantation von den Betroffenen häufig als unproblematisch erlebt wird (Weis und Köchlin 1993), stellt die Zeitspanne unmittelbar nach der Transplantation durch das Warten auf das Angehen des Transplantates und der Gefahr des Auftretens medizinischer Komplikationen eine überaus belastende Phase dar; gesteigert wird die Belastung in dieser Phase durch das Gebundensein des Patienten an die sterile Isolationseinheit, zu der Personal und Besucher – wenn überhaupt – nur mit steriler Schutzkleidung Zutritt haben. In der Isoliereinheit berichten Patienten regelmäßig von Gefühlen der Unruhe, Enge, Abhängigkeit und Isolation, von Ängsten, Verzweiflung und Schlaflosigkeit.

Nach der Entlassung aus der Isoliereinheit bleiben die Patienten in einem engmaschigen medizinischen Betreuungssetting; in dieser Zeit ist ihre Bewegungsfreiheit sehr eingeschränkt. Die Betroffenen sind angehalten einen Mundschutz zu tragen, da das Immunsystem durch die ständige Applikation immunsuppressiver Medikamente nicht im vollen Umfang seine Funktion erfüllen kann. Neben der erhöhten Anfälligkeit für Infekte dominiert in dieser Phase häufig die Unsicherheit über den Erfolg der durchlaufenen Behandlung und die Angst vor einem Rezidiv.

## Belastungen des klinischen Personals

Für das Personal läßt sich die ungleich höhere Belastung im Vergleich zu anderen Stationen in zwei Dimensionen beschreiben; betrachtet man die Ebene der pflegerisch-technischen Anforderungen, so findet man ein annähernd intensivmedizinisches, hochtechnisiertes Setting, das durch die Notwendigkeit von größtmöglicher Keimfreiheit verschärft wird (Lederberg 1989).

Auf der Ebene der interpersonellen Kommunikation läßt sich die große Belastung des Personals neben der täglichen Konfrontation mit Schwerstkranken vor allem durch die dauernd bestehende Ansprechbarkeit des Patienten erklären. Durch die zeitintensive und personalaufwendige Pflege entsteht meist ein vertrautes Verhältnis zwischen Personal und Patient. Diese Vertrauensbeziehung, die insgesamt für das psychische und physische Wohlbefinden des Patienten unerläßlich ist, hat häufig zur Folge, daß die Mitarbeiter einerseits mit exzessiver Abhängigkeit, Aggression, Nonkooperation und Suizidabsichten konfrontiert werden (Lederberg 1989). Andererseits wird der Tod von Patienten oft als persönlicher Verlust erlebt. Die daraus entstehenden Gefühle wie Traurigkeit, Hilflosigkeit, Ekel, Widerwille, Angst und Frustration (Lederberg 1989) können zu erhöhten Burn-out-Raten und häufigen Teamkonflikten führen.

## Aufgaben des Psychoonkologen an einer KMT-Einheit

### Interventionsbereiche

*Patient:* Die Arbeit mit dem Transplantpatienten steht natürlich im Vordergrund; diese beinhaltet sowohl die Vorbereitung auf die Transplantation durch Information (zB Organisation eines Gesprächs mit einem bereits Transplantierten), als auch die Vermittlung von Techniken zur Entspannung, zur Milderung von bevorstehender Übelkeit und Erbrechen und zur Schmerzdefocussierung. Während der Behandlung in der Isoliereinheit kommen neben der Praktizierung der vorher eingelernten Techniken häufig supportive Gespräche und hypnotherapeutisch orientierte Imaginationen (Revenstorf 1993) zur Anwendung.

Grundsätzlich gilt das Prinzip der Orientierung an den Ressourcen und der Rücksichtnahme auf die Bedürfnislage des Patienten.

*Spender:* Wenn eine allogene Transplantation (Fremdspende) durchzuführen ist, betont Lesko (1989) die Wichtigkeit der Betreuung des Knochenmarkspenders. Vor allem der Bereich der Gefühle und Phantasien bezüglich der Transplantation stehen im Zentrum dieser Arbeit; die Hauptzielsetzung besteht darin, den Spender von eventuell bestehenden Verantwortungsgefühlen für das Mißlingen einer Transplantation zu befreien.

*Angehörige:* Im Vordergrund der Arbeit mit den Bezugspersonen steht primär das Gesprächsangebot; neben der Hilfe bei der Bewältigung der Belastung für die Angehörigen nehmen verhaltensmedizinische Anweisungen für den richtigen Umgang mit dem Patienten einen wichtigen Stellenwert ein.

Für den Fall des Todes eines Patienten wird den Angehörigen bei Bedarf eine weitere Unterstützung angeboten.

*Personal:* Die Arbeit mit den Mitgliedern des KMT-Teams beinhaltet zwei wesentliche Aspekte: zum einen wird in regelmäßigen Supervisionssitzungen gemeinsam versucht, Möglichkeiten des besseren Umgangs mit den berufs- und patientenbedingten Stressoren zu finden, zum anderen ist es ebenfalls Aufgabe des Psychoonkologen, interpersonelle Konflikte aufzuspüren und zu ihrer Lösung beizutragen. Aus organisationspsychologischer Sicht dient die Auseinandersetzung mit dem Personal vor allem der Steigerung der Arbeitszufriedenheit und der Verbesserung des Betriebsklimas (Rosenstiel et al. 1972, Weinert 1981). Diese Verbesserung wirkt sich mittelbar auch auf eine gesteigerte Qualität der Patientenbetreuung aus.

## Organisationsform des psychoonkologischen Dienstes

Für die Etablierung eines sogenannten Liaisondienstes als bestmöglichen Kompromiß zwischen der dauernden Anwesenheit eines Psychoonkologen und einer Konsiliarversorgung sprechen eine Reihe von Argumenten.

Wenn die Kontaktaufnahme mit dem Psychoonkologen während der Visite erfolgen kann, an der dieser regelmäßig teilnimmt, können häufig bestehende Schwellenängste leichter überwunden werden. Der Patient erlebt den Psychoonkologen als Team-Mitglied und kann seine Angebote ohne Stigmatisierungsängste annehmen.

Auf der anderen Seite stehen die Aufgaben des Psychoonkologen in Bezug auf Betriebsklima und Arbeitszufriedenheit. Die organisationspsychologische Literatur weist darauf hin, daß personalorientierte Interventionen kaum von direkt involvierten Mitarbeitern übernommen werden sollten (Rosenstiel et al. 1972, Weinert 1981); durch die Organisation eines Liaisondienstes sind die Psychoonkologen nicht in das Hierarchiesystem der Station eingegliedert, sondern bleiben einer anderen Stammklinik (in unserem Falle der Univ.-Klinik für Psychiatrie) zugeordnet. In dieser Organisationsstruktur wird den Liaisonpsychologen auch durch ein engmaschiges Supervisionssystem an ihrer „Herkunftsklinik" eine bessere Bewältigung der berufsbedingten Stressoren ermöglicht.

## Tätigkeitsüberblick

Die patientenbezogene Arbeit des Liaisondienstes wird in Form einer Basis- und einer Verlaufsdokumentation festgehalten. In der Basisdokumentation scheinen soziodemographische Daten, Diagnosen, Vorerkrankungen, Karnofsky-Index und Datum des Erstkontaktes auf. Die Verlaufsdokumentation beinhaltet Datum, Dauer und Art der psychologisch-psychotherapeutischen Intervention.

Nach mehrjähriger Konsiliardienstversorgung besteht seit ca. 2 Jahren ein definitives Liaisondienstabkommen mit der Abteilung für Knochenmarktransplantation der Univ.-Klink für Innere Medizin Innsbruck. In dieser Zeit wurden 43 Knochenmarktransplantationen an 36 Erwachsenen und 7 Kindern

**Tabelle 1.** Betreute Patienten (n = 36) nach Diagnosen und Art der KMT

| | | n | Prozent |
|---|---|---|---|
| Diagnosen | Akute Leukämie | 19 | 53 |
| | Chronische Leukämie | 4 | 11 |
| | Hodgkin-Lymphom | 4 | 11 |
| | Non-Hodgkin-Lymphom | 3 | 8 |
| | Multiples Myelom | 3 | 8 |
| | Mammakarzinom | 1 | 3 |
| | Myelodysplastisches Syndrom | 1 | 3 |
| | Granuloc. Sarkom | 1 | 3 |
| gesamt | | 36 | 100 |
| Art der KMT | autolog | 13 | 36 |
| | allogen verwandt | 20 | 56 |
| | allogen unverwandt | 3 | 8 |

durchgeführt. Die Kinder sind in dieser Dokumentation nicht erfaßt, da die Betreuung während der KMT jeweils von Psychologen der Kinderklinik fortgesetzt wurde. Das Durchschnittsalter der dokumentierten Patienten liegt bei 33,7 ($\pm$ 10,6) Jahren. Insgesamt verstarben 13 Patienten innerhalb der ersten sechs Monate nach der Transplantation.

Die durchschnittliche Kontaktdauer beträgt 38 Minuten. Die Kontakthäufigkeit pro Patient scheint als Mittelwertangabe wenig sinnvoll und ist vom Befinden und der Aufenthaltsdauer in der sterilen Einheit abhängig. Außer bei einem Patienten, der eine psychische Betreuung als unnotwendig erachtete, erfolgten je Patient mindestens zwei Kontakte pro Woche.

Bei der Art der Intervention (Mehrfachnennungen) zeigt sich eine deutliche Dominanz im Bereich supportiver Ge-

**Tabelle 2.** Art der Interventionen und Häufigkeit der Anwendung in Prozent

| Intervention | Anwendungshäufigkeit in Prozent |
|---|---|
| Supportives Gespräch | 95,4 |
| Kognitive Therapie | 18,5 |
| Autogenes Training (AT) | 17,9 |
| Hypnotherapie | 7,3 |
| Progressive Muskelrelaxation (PMR) | 5,3 |

spräche. Unter diesem Begriff sind Gespräche eingeordnet, die Emotionen, die Geschichte des Patienten, seine psychosoziale Situation und seine Erkrankung zum Inhalt haben. In der Zusammenschau und rückblickenden Analyse für diesen Artikel mit der Zielsetzung einer schulenspezifischen Zuordnung der angewandten Interventionstechniken ergab sich für den Bereich „supportives Gespräch" ein sehr buntes Bild, das anteilsmäßige Zuordnungen zu fast allen psychotherapeutischen Schulen erlaubt.

Kognitive Therapie wird als konkrete Motivationsarbeit bei Compliance- und Befindlichkeitseinbrüchen angewandt. Man könnte dafür auch die Bezeichnung Krisenintervention einsetzen. Auch diese Art der Intervention findet sich unter jeweils verschiedenen Bezeichnungen (zB kognitive Umstrukturierung, reframing) in unterschiedlichen Therapieschulen.

Neben der „klassischen" Entspannungsverfahren (Autogenes Training, Progressive Muskelrelaxation) kommen hypnotherapeutische Verfahren nach Milton Erickson zur Anwendung.

## Der Begriff „psychoonkologischer Liaisondienst"

Eine theoretische Fragestellung mit Praxisrelevanz, die sich eigentlich erst beim Versuch der Beschreibung dieses Versorgungsmodells herauskristallisierte, war die Bezeichnung des eingerichteten Dienstes. Relativ eindeutig war die Einordnung der Arbeit in ein Liaisonmodell, das sich nach Weis et al. (1993) durch höheren Integrationsgrad, bessere Ausgangsinformationen und Interventionsmöglichkeiten von Konsiliardiensten unterscheidet.

Als bedeutend schwieriger erwies sich das Finden eines entsprechenden „psycho.*-Adjektivs". Den hier beschriebenen Liaisondienst als „psychosozial" (Weis et al. 1993, Weis und Köchlin 1993) zu bezeichnen, erschien uns zu weitgreifend, da unsere Arbeit keine direkt sozialen Zielsetzungen verfolgt.

Auch mit der Bezeichnung „psychotherapeutischer Liaisondienst" war ein Gefühl der Zielverfehlung verbunden; erstens vollzieht sich die Betreuungstätigkeit in einem „entfremdeten Setting", das durch viele Einfluß- und Störfaktoren (zB medizinischer Routinebetrieb, Isolation, sterile Schutzkleidung bzw. „Zelt") gekennzeichnet ist. Zweitens besteht keine Abmachung zwischen Patient und Therapeut im Sinne eines psychotherapeutischen Kontraktes (Schlömer 1993) und drittens verlangt die Bezeichnung „Psychotherapie" derzeit die Möglichkeit einer schulenspezifischen Zuordnung.

Eine Schulenzuordnung wäre nur rein pragmatisch entsprechend der Zusatzausbildung des Psychoonkologen möglich. Betrachtet man aber die beschriebenen Interventionsmethoden, wäre nur eine übergreifende Definition als „Psychotherapie" im Sinne eines eklektischen Ansatzes etwa nach dem „Generic Model of Psychotherapy" (Orlinsky 1994) oder nach den Umrissen einer allgemeinen Psychotherapie unter Bewältigungs- und Klärungsperspektiven (Grawe 1994) haltbar.

Aus diesen Gründen verzichteten wir auf die Bezeichnung „psychotherapeutischer" Dienst. Da unsere Arbeitsgruppe aus Fachärzten für Psychiatrie und Klinischen Psychologen (alle mit oder in psychotherapeutischer Fortbildung) besteht, und damit auch die Bezeichnungen „psychiatrisch" oder „psychologisch" zu verwerfen waren, suchten wir nach einem juristisch nicht vorbelasteten Begriff, und glauben diesen in der Bezeichnung „psychoonkologischer Liaisondienst" nach den Definitionsversuchen von Meerwein (1981), Hartmann (1991) und Verres (1992) gefunden zu haben.

### Bisherige Erfahrungen

Der psychoonkologische Dienst an der Abteilung für KMT besteht seit über zwei Jahren und hat sich in dieser Zeit zu einem gut funktionierenden Arbeitsverhältnis zwischen Hämatologen, Pflegepersonal und Psychoonkologen entwikkelt. Überaus positive Rückmeldung kam neben den involvierten Berufsgruppen vor allem von seiten der Patienten, die – nach eigenen Aussagen – intensiv von der psychischen Betreuung profitieren.

Zur Zeit wird der beschriebene Liaisondienst hauptsächlich von zwei Klinischen Psychologen mit verhaltenstherapeutischer und hypnotherapeutischer Fortbildung abgedeckt. Für pharmakologische Fragestellungen und für den Fall, daß Patient(inn)en die Betreuung durch eine Frau vorziehen, steht eine Fachärztin für Psychiatrie mit verhaltenstherapeutischer Fortbildung zur Verfügung. Alle Mitarbeiter des Liaisondienstes verfügen über mehrjährige klinische Erfahrung sowohl im Umgang mit psychiatrischen als auch mit schwerkranken Patienten.

Im bestehenden Kooperationsmodell konnten durch Integration der Fortschritte der Psychiatrie in das Anwendungsgebiet der Inneren Medizin Verbesserungen durch psychopharmakologisch orientierte Therapie (zB Applikation von Benzodiazepinen) bei KMT erreicht werden.

Daneben haben sich aus der bisherigen Arbeit bereits mehrere Fragestellungen für wissenschaftliche Untersuchungen ergeben; momentan stehen die Entwicklung eines KMT-Vorbereitungsprogrammes und eine prospektive Studie zu Fragen der Lebensqualität vor bzw. nach einer KMT im Vordergrund.


*Ausblick*

Grundsätzlich bieten sich dem auf KMT spezialisierten Hämatologen nach Patenaude und Rappeport (1984) drei Möglichkeiten, um mit den eingangs beschriebenen psychischen Belastungen umzugehen: (1) er kann versuchen, selbst die psychische Unterstützung der Patienten, der Angehörigen und des Personals zu gewährleisten, (2) er kann diese Aufgaben an Psychoonkologen delegieren oder sie gemeinsam mit diesen übernehmen oder (3) er kann die psychischen Bedürfnisse seiner Umgebung ignorieren.

Aufgrund der hochspezialisierten Ausbildung sowohl des Hämatologen als auch des Klinischen Psychologen, Psychotherapeuten und des Facharztes für Psychiatrie kann davon ausgegangen werden, daß eine Person kaum imstande sein kann, die Anforderungen dieser Fachrichtungen in sich zu vereinigen. Eine erfolgreiche Kooperation zwischen den beiden Berufsgruppen zeigt sich als Modell gegenseitiger Unterstützung, von der beide Seiten profitieren.

Weiters stellen Patenaude und Rappeport (1984) eine stärker werdende Integration der „weichen Wissenschaften" bei zunehmender Spezialisierung und Technisierung der Medizin fest. Diese Entwicklung ist zu begrüßen, wenn auch einschränkend angemerkt werden muß, daß eine prinzipielle Aufteilung des Patienten in Körper und Psyche vermieden werden sollte. Der Hämatologe kann zwar gewisse Bereiche an die Psychologie delegieren, sollte aber dadurch nicht davon abkommen, sich dem Patienten auch als einfühlsamer Mensch zu stellen.

Insgesamt besteht in einer sinnvollen Kooperation zwischen Hämatologen und Psychoonkologen für jede Berufsgruppe die Möglichkeit zu einer Ausweitung des eigenen Kompetenzbereiches.

Das positive Echo des Kooperationsmodells mit der Abteilung für Knochenmarktransplantation hat mittlerweile zu weiteren Liaisonabkommen mit der I. Univ.-Klinik für Chirurgie zur Versorgung von Mammakarzinompatientinnen und der Univ.-Klinik für Gynäkologie geführt. Entsprechend der personellen Ressourcen ist ein weiterer Ausbau geplant.

### Literatur

Bowlby J (1981) Verlust. Fischer, Frankfurt
Grawe K (1994) Die Zukunft der Psychotherapie. In: Grawe K, Donati R, Bernauer F (Hrsg) Psychotherapie im Wandel. Hogrefe, Göttingen, S 749–787
Hartmann M S (1991) Praktische Psycho-Onkologie. J Pfeiffer, München
Holland J C, Rowland J H (1989) Handbook of psychooncology. Oxford University Press, New York
Korth E-E (1994) Psychologisch relevante Faktoren in der Bewältigung einer autologen Knochenmarktransplantation bei Patienten mit Morbus Hodgkin. Europäischer Verlag der Wissenschaften, Frankfurt am Main
Lederberg M (1989) Psychological problems of staff and their management. In: Holland J C, Rowland J H (eds) Handbook of psychooncology. Oxford University Press, New York
Lesko L M (1989) Bone marrow transplantation. In: Holland J C, Rowland J H (eds) Handbook of psychooncology. Oxford University Press, New York
Meerwein F (1981) Einführung in die Psycho-Onkologie. Hans Huber, Bern
Orlinsky D E (1994) „Learning from many masters". Ansätze zu einer wissenschaftlichen Integration psychotherapeutischer Behandlungsmodelle. Psychotherapeut 39: 2–9

Patenaude A F, Rappeport J M (1984) Collaboration between hematologists and mental health professionals on a bone marrow transplant team. J Psychosoc Oncol 2 (3/4): 81–92

Revenstorf D (1993) Klinische Hypnose. Springer, Berlin Heidelberg New York Tokyo

Rosenstiel L v, Molt W, Rüttinger B (1971) Organisationspsychologie. Kohlhammer, Stuttgart

Schlömer U (1993) Psychotherapeutische Begleitung von Strahlentherapiepatienten. Psychother Forum 1: 205–214

Verres R (1992) Die Kunst zu leben. Krebsrisiko und Psyche. Piper, München

Weinert A B (1981) Lehrbuch der Organisationspsychologie. Urban, München

Weis J, Heckel U, Muthny F, Nowak C, Stump S, Kepplinger J (1993) Erfahrungen mit einem psychosozialen Liaisondienst auf onkologischen Stationen einer Akutklinik. Psychother Psychosom Med Psychol 43: 21–29

Weis J, Köchlin G (1993) Erfahrungen in der psychosozialen Betreuung von Krebspatienten unter Knochenmarktransplantationen. Psychother Psychosom Med Psychol 43: 159–165

# Teamsupervision auf der onkologischen Akutstation – eine unmögliche Aufgabe?

K. Fritzsche, A. Wittich, W. Weidmann,
B. Murjahn, A. Hartmann und M. Wirsching

Der Wunsch nach Teamsupervision zur Unterstützung bei der emotional stark belastenden Arbeit mit Krebskranken ist rasch ausgesprochen. Unsere Erfahrungen mit Supervision von Behandlungsteams in der Onkologie zeigen dagegen ein sehr widersprüchliches Bild. Dem Wunsch und dem objektiven Bedarf stehen vielfältige Widerstände gegenüber, so daß diese Arbeit von den Mitgliedern unserer Supervisorengruppe als außerordentlich belastend und anspruchsvoll empfunden wird. Damit verbunden sind Gefühle von Kränkung, Unzufriedenheit und Zweifel an der eigenen Kompetenz.

Teamsupervision war oft Bestandteil von Projekten psychosomatischer Konsil-Liaison-Arbeit in der Onkologie. Sie wird in diesem Zusammenhang meist positiv beurteilt. Eine kritische Beschreibung der Schwierigkeiten und Problemstellungen, sowie eine Darstellung der angewandten Konzepte liegt bisher noch nicht vor. Das Scheitern der Liaisonarbeit führt parallel oft auch zum Abbruch der Supervision (Köhle 1992). Eine umfangreiche Literatursuche zu diesem Thema blieb ansonsten erfolglos.

## I. Problemstellung

Bei der Teamsupervision in der stationären Akutversorgung von Krebspatienten muß folgendes beachtet werden:
1. Supervisionskonzepte, die für den psychotherapeutisch/ psychosozialen Bereich entwickelt worden sind, müssen

sich unter den besonderen Bedingungen einer primär somatisch orientierten Akutklinik bewähren, bzw. müssen weiterentwickelt werden.

2. Die Besonderheiten der Arbeitsbedingungen und der daraus resultierenden emotionalen Belastungen in der onkologischen Akutversorgung müssen berücksichtigt werden.

**ad 1.** Im psychosozialen Bereich hat sich die Teamsupervision seit vielen Jahren als unverzichtbarer Teil der Arbeit etabliert. Zur Anwendung kommen im wesentlichen Elemente aus der psychoanalytischen Gruppentherapie, aus den Erfahrungen der Balintgruppenarbeit, Methoden der themenzentrierten Interaktion, Psychodrama, systemische und organisationspsychologische Ansätze, sowie an kognitiven Lernzielen orientierte, auf Vermittlung von Fachwissen ausgerichtete Methoden. Ein theoretisch fundiertes und langjährig erprobtes Konzept für Teamsupervision im primär somatisch orientierten, traditionell hierarchisch gegliederten Krankenpflegebereich gibt es nicht. Auch die Erfahrungen von Supervision in der Onkologie sind begrenzt. Meist wurde versucht, das für den psychosozialen Bereich entwickelte Supervisionskonzept auf onkologische Stationen zu übertragen, ohne auf die speziellen Probleme in diesem Bereich konzeptuell zu reagieren (Dahmen-Fischer 1992). Diese Anforderungen stellten sich auch an die Mitarbeiter unserer Abteilung, als wir mit der Supervision von Pflegeteams im Akutkrankenhaus begannen.

Die zunehmenden Probleme im Krankenpflegebereich, das unklare Berufsbild, der Austritt aus der Berufstätigkeit nach wenigen Jahren, eine unattraktive Ausbildung, mangelnde Anerkennung und zu geringe finanzielle Anreize veranlaßten einige Klinikverwaltungen, neue Konzepte und Möglichkeiten zur Bekämpfung des „Pflegenotstandes" zu entwickeln. Eine Möglichkeit scheint das Angebot zur Supervision, die von seiten des Pflegepersonals auch gefordert wird. Auf diesem Wege wurde

Supervisionsarbeit für das Krankenpflegepersonal an verschiedenen Kliniken institutionalisiert.

*Eigener Arbeitsbereich:*

Die Autoren arbeiten als Ärzte und Psychologen der Abteilung Psychotherapie und Psychosomatische Medizin am Klinikum der Universität Freiburg und führen seit 1989 regelmäßig Supervisionen in verschiedenen Kontexten durch. Für die Supervisoren selbst wurde eine eigene Gruppensupervision eingerichtet.

Die Zusammensetzung der Gruppen, der organisatorische Ablauf und die Ergebnisse einer empirischen Untersuchung zu den vorherrschenden Themen und Belastungen in Bezug auf Patienten, Arbeitsorganisation und Team wurde von unserer Gruppe verschiedentlich dargestellt (Murjahn 1991, Hartmann 1991, Wittich 1993, Hartmann et al. 1994).

ad 2.  Über die Belastungen von Ärzten und Pflegepersonal in der Onkologie gibt es wenige empirische Daten (Übersicht bei Muthny und Stegie 1993). Zusammenfassend lassen sich aufgrund der vorliegenden Untersuchungen für das Pflegepersonal fünf Belastungsbereiche unterscheiden (Herschbach 1991):

1. Arbeitsbedingungen, z. B. Zeitdruck, häufige Unterbrechungen im Arbeitsverlauf, umstrittene Lebensverlängerung bei Sterbenden,
2. Identifikation mit den Patienten, z.B. das intensive Miterleben progredienter Krankheitsverläufe, mangelnde Unterstützung durch Angehörige,
3. Der Umgang mit sog. schwierigen, z. B. regressiven oder vorwurfsvollen Patienten,
4. Unvereinbarkeit von Beruf und Privatleben,
5. Spannungen und Konflikte im Team.

Eine besondere Belastung stellt die Konfrontation mit Sterben und Tod, der eigenen Hilflosigkeit und Ohnmacht und das damit verbundene Erleben eigener Inkompetenz für diesen Arbeitsbereich dar. In einer Untersuchung zu vom Pflegepersonal gewünschten Themen der psychosozialen Fortbildung in der Onkologie wurden der Umgang mit Schwer- und Todkranken, Gesprächsführung mit Patienten und der Umgang mit depressiven Patienten an erster Stelle genannt (Muthny und Stegie 1993).

Als Schutzmaßnahmen gegen die als bedrohlich erlebten Krankheitsverläufe können der vermehrte Einsatz von technischen Hilfen in der Pflege und Betreuung der Patienten und die Vermeidung von engeren Kontakten, vor allem mit Sterbenden dienen. Häufigster Abwehrmechanismus ist die Verleugnung, bei der sich Patienten, Ärzte und Pflegepersonal zusammenschließen und die zum gegenseitigen Versichern führt, daß der Patient „es schaffen wird". Weitere Mechanismen sind Verschiebung und Reaktionsbildung sowie die Flucht in Überaktivität und Überidentifikation mit dem Patienten (Köhle 1990, Cooper und Mitchel 1990, Kincade 1982/83, Köhle 1992).

Gelingt es mit Hilfe dieser Bewältigungsstrategien nicht, die äußeren und inneren Konflikte zumindestens kompromißhaft zu lösen, so kommt es zur emotionalen Erschöpfung, reduzierten Leistungsfähigkeit, Distanzierung, Abwertung und zum Zynismus gegenüber dem Patienten und der Arbeit und mündet in das mittlerweile häufig beschriebene „Burn-out-Syndrom": (Burisch 1989, Enzmann und Kleiber 1989, Hansell 1989, Fengler 1991). Hieraus ergibt sich der Bedarf und die Notwendigkeit von Unterstützung bei der Arbeit.

## II. Exemplarische Falldarstellung

Am Beispiel des Verlaufes einer Teamsupervision auf einer onkologischen Kinderstation sollen grundsätzliche Probleme aufgezeigt werden. In das Beispiel fließen Erfahrungen ein, mit denen die Autoren an verschiedenen Orten ihrer früheren Tätigkeit konfrontiert wurden. Die vorgestellte Supervision stellt also ein Konglomerat verschiedener, von den Autoren supervidierter und dokumentierter Teamprozesse in der Onkologie dar, die aus Gründen der Diskretion zu einem Fall verdichtet wurden.

Der Wunsch nach Supervision wurde von der auf dieser Station eingesetzten Psychologin formuliert. Mit ihr wurde telefonisch ein Termin zum gemeinsamen Vorgespräch mit Pflegeteam, Ärzten, Sozialtherapeuten und Erzieherinnen vereinbart. Es fand im Kinderspielzimmer der Station statt. Die Eingangsszene war charakteristisch: Dem Supervisor wurde ein Platz direkt neben der Stationsschwester auf einem kleinen Kinderstuhl zugewiesen. Die mitanwesenden Ärzte der Station saßen erhöht.

Der persönlichen Vorstellung des Supervisors, der Anwesenden und einer kurzen Erläuterung des Supervisionsangebotes folgte die Aufforderung, die Probleme, Wünsche und Erwartungen der Station an die Supervision darzustellen. Die Stationsleitungsschwester antwortete sofort: „Ich weiß von nichts. Ich war drei Wochen in Urlaub". Von den anderen Teilnehmern wurden im Verlaufe des Gespräches jedoch massive Konflikte angedeutet, ohne sie näher auszuführen. Die Folgen seien, daß sich die Eltern der Patienten immer mehr beschwerten, sich auch von der Klinik abwendeten. Aber man tröstete sich: „Woanders ist es noch schlimmer". Insgesamt sei ein Tiefpunkt erreicht, eine allgemeine Enttäuschung und Frustration. Hinzu kamen ein Wechsel der Stationsärzte und das Weggehen der geschätzten Oberärztin.

Als Ziele der Supervision wurden je nach Dringlichkeit die Bearbeitung von Konflikten im Team als auch Probleme im Umgang mit Patienten festgelegt.

Das Gespräch endete mit der Vereinbarung über Ort und Zeit der Supervision. Der Aufenthaltsraum der Station wurde vom Supervisor als ungeeignet und sehr störungsanfällig angesehen. Als Kompromiß bot sich ein Raum, etwa 5 Minuten von der Station entfernt, an.

### Erste Sitzung

Als Treffpunkt ist die Station vereinbart. Der Supervisor kommt pünktlich. Das Pflegeteam ist beim Kaffeetrinken und

Kuchenessen. Der S. wird kaum beachtet. Er hat das Gefühl, er stört, er ist ein Fremdkörper. Unschlüssig steht er auf dem Flur herum, nichts rührt sich. Schließlich macht er beherzt auf seine Anwesenheit aufmerksam. Man bricht auf, Richtung Klinikschule. Ein langer Weg führt durch Flure, Treppen hinaus und hinab, Türen sind verschlossen, der Schlüssel muß geholt werden. Über einen Hof und subjektiv als Umwege empfundene Gänge wird, nach scheinbar einer Ewigkeit, der vereinbarte Raum erreicht.

Anwesend sind 5 Schwestern, eine Sozialarbeiterin, eine Erzieherin. 4 der Schwestern waren beim Vorgespräch nicht anwesend.

Dargestellt wird die momentane Situation des Umbruchs: Die Oberärztin geht. Keiner weiß etwas Genaues über Zeitpunkt und Nachfolge. Es sei ein Tabu. Es dürfe darüber nicht gesprochen werden. In der Schilderung werden neben sehr viel Bewunderung auch zärtliche Gefühle für die Ärztin sichtbar. Sehr vorsichtig wird die Enttäuschung über ihren Weggang ausgesprochen. Die Schuld wird bei der Station gesucht: „Waren wir so schlecht, haben wir ihre Erwartungen nicht erfüllt?" Langsam differenziert sich die Gruppe. Eine Schwester berichtet, daß sie im Nachtdienst ein längeres Gespräch gehabt habe, das doch sehr persönlich gewesen sei. Die Ärztin habe über ihre Erfahrungen in USA gesprochen und ihre Enttäuschung über die Tätigkeit in der hiesigen Klinik gezeigt. In die Beschreibung ihrer Person mischen sich auch Bemerkungen über ihre Weiblichkeit und ihre schönen langen Haare ein.

Im weiteren Verlauf wird von dieser liebevollen, persönlichen Schilderung wieder Abstand genommen: „Bei meiner Arbeit interessiert mich nur die Leukämiezelle. Was ich privat denke, das interessiert hier nicht". Über die Schwere der Erkrankungen: „Man muß das halt akzeptieren". Bei dieser Formulierung wird die Sprecherin jedoch unsicher und schließt an: „Das war nur ein Gag, eh, ich meine ein Pseudogag". Die Stunde endet mit der Feststellung, daß die Frauen alle untergebuttert werden. Wenn jetzt anstelle der Oberärztin ein Mann komme, „dann kriegen wir es wieder ab". Eine Bemerkung über die Geschlechterrivalität wurde zurückgewiesen: „Mit dem Geschlecht hat das nichts zu tun". Der

Bezug auf die aktuelle Situation der Supervision mit einem Mann und lauter Frauen wird lächelnd mit der Bemerkung quittiert: „Dann freuen Sie sich doch. Hier sind Sie der Hahn im Korb".

## *Kommentar*

Im Vorgespräch und in der ersten Sitzung waren schon viele Elemente enthalten, die den weiteren Verlauf wesentlich mitbestimmten. Die Ambivalenz gegenüber der Supervision zeigt die Eingangssituation, wo versucht wurde, den Supervisor durch die Zuweisung eines kleinen Stuhles klein zu halten. Vieles blieb unausgesprochen, nur angedeutet. Probleme zu ignorieren, den Kopf in den Sand zu stecken oder die Station vorzeitig zu verlassen, schien eine Überlebensstrategie zu sein. Die durchschnittliche Verweildauer des Pflegepersonals betrug 8 Monate. Den großen Ängsten vor der Supervision und den dabei möglicherweise zu Tage tretenden Konflikten entsprach der Wunsch, möglichst in der gewohnten Umgebung, also direkt auf Station, zu bleiben. Auch wollte man offenbar dem Supervisor auf diese Weise averbal die Belastungen bei der Arbeit demonstrieren und ihm unmittelbaren Einblick in das Stationsgeschehen geben. In der ersten Sitzung trat die Sozialarbeiterin als Promotor und heimliche Gruppenleiterin auf. Die Konkurrenz zum Supervisor wurde vordergründig durch Freundlichkeit und Unterwürfigkeit kaschiert. Erst später trat sie in offener Front gegen den Gruppenleiter auf.

Die weiteren Sitzungen seien hier nur kurz anhand ihrer Themen und ihrem Verlauf skizziert:
- Wer ist auf Station wofür zuständig, Abgrenzung von Aufgabengebieten der Ärzte, Klagen über schlechte Arbeitsbedingungen und mangelnde Unterstützung von Klinikleitung und Pflegedienstleitung.
- Ohnmacht und Hilflosigkeit angesichts der sterbenden Kinder, eigene Insuffizienzgefühle, Schwierigkeiten, sich abzugrenzen.
- Ständiges Gefühl der Überforderung.
- Fortbestehen der starken seelischen Belastungen, Entwertungen, Idealisierungen.

- Kündigungen von vier Schwestern, die nach kurzer Zeit die Station verlassen. Schuldgefühle, Hoffnungslosigkeit, Resignation.
- Das Gefühl, nicht genug für die Patienten tun zu können.
- Zusammenarbeit zwischen Pflegeteam und psychosozialem Bereich.

In der 10. Sitzung wurde nach einer Manöverkritik die Supervision insgesamt als positiv beurteilt und deren Fortsetzung gewünscht.

Im folgenden werden die Sitzungen beschrieben, die mit dem Abbruch der Supervision endeten:

In der vorletzten Sitzung wurde über einen schwierigen jungen Patienten mit lebensbedrohlicher hämatologischer Erkrankung gesprochen. Die Mutter, alleinstehend, offensichtlich von dem Verlauf überfordert, richtete heftige Angriffe gegen Ärzte und Pflegepersonal. Der Junge reagierte mit starken Schmerzen, die organisch nicht erklärbar waren. Am Tag der Supervision wurde ein vermutetes Rezidiv gesichert.

Eine Schwester, die nach der Supervision ihren Dienst antreten wollte, hatte beim Umkleiden diese schlechte Nachricht erfahren. Sie war sehr betroffen, mochte jedoch nicht darüber sprechen. Die Psychologin der Station, die die Betreuung von Mutter und Kind übernommen hatte, fühlte sich sehr in Not und wünschte Unterstützung. Die übrigen Gruppenmitglieder waren unentschieden. Die Psychologin schilderte kurz die Schwierigkeiten mit dem Patienten. Die erwähnte Schwester begann zu weinen, stand auf und lief hinaus. Jetzt fing die Psychologin ebenfalls an zu weinen und verließ den Raum.

*Kommentar*

Die ganze Hilflosigkeit gegenüber dem unheilbar erkrankten Kind wird dargestellt. Das Angebot, darüber zu sprechen, wird als bedrohlich erlebt, da letzte Abwehrmöglichkeiten, nämlich das Nichtwahrnehmen, das Einfach-Weggehen – wie es sich beim häufigen Wechsel des Personals zeigt – nicht mehr zur Verfügung steht. Sich der Krankheit des Kindes zu stellen, löst panische Angst aus. Das Kind ist auch, im Gegensatz zu anderen Kindern, nicht über seine Krankheit aufgeklärt. Frühe

Abwehrmechanismen werden freigesetzt: Der Supervisor ist schuld. Er sei zu wenig einfühlsam. Er habe durch sein Verhalten die Schwester gegen ihren Willen gezwungen, über das Thema zu sprechen. Die Schwester fühlte sich persönlich vom Supervisor bedroht.

Hier wäre nun eine gute Gelegenheit für eine klärende Deutung: Aufzeigen der Konflikte in der Mutter-Kindbeziehung, die ebenfalls mit Spaltung und Projektion arbeitete, wechselseitige Identifikationsprozesse im Pflegeteam und die Spiegelung dieses Verhaltens durch die Externalisierung des Konfliktes auf den Supervisor. Dies gelang nicht. Von den beiden nachfolgenden Sitzungen blieben die Schwestern weg und sagten mit unterschiedlichen Begründungen ab. In den darauffolgenden Sitzungen kamen zwei Schwestern, u. a. die Stationsleitung, mit verängstigtem Blick, depressiv wirkend, erschöpft und abgehetzt. Dem Supervisor kam es so vor, als wollten sie zeigen, welche Kraft und Anstrengung sie der Weg zur Supervision kostete. Sie hätten sich nur unter großen Mühen von der Arbeit freimachen können. Ob die Supervisionsstunden nicht ausgesetzt werden könnten. Z. Zt. stehe wenig Personal zur Verfügung. Man könne die Station auch nicht so lange alleine lassen. Wenn die Supervision auf der Station stattfände, dann könnten sicherlich mehr Schwestern daran teilnehmen. Nach kurzer Diskussion waren auch die Teilnehmer aus dem psychosozialen Bereich dafür, die nächste Sitzung versuchsweise auf Station stattfinden zu lassen. Der Supervisor stand dem mit zwiespältigen Gefühlen gegenüber.

Die Atmosphäre bei dieser letzten Sitzung war angespannt, die Haltung des Pflegeteams gegenüber dem Supervisor kühl und distanziert. Auffällig war die Anwesenheit vieler jüngerer Schwestern, die sonst nur selten zur Supervision kamen. Im Gegensatz zu der sonstigen Zurückhaltung und Schüchternheit erfolgte sofort ein Bombardement von Vorwürfen, die in dem festen Entschluß gipfelten, die Supervision mit dem jetzigen Leiter auf keinen Fall weiter fortzuführen. „Sie sagen zu wenig. Dann wieder greifen sie zu sehr ein. Wir sind nachher ganz erschöpft. Wir wollen nicht noch während der Supervision mit den schwierigen Problemen der Station konfrontiert werden. Wenn man aus der Supervision weggeht, ist es schlimmer als vorher. Lieber habe ich die schlimmste Arbeit auf Station, als eine Stunde Supervision. Alles ist aufwühlend. Selten wird ein richtiger Abschluß gefunden". Daneben wird der Supervisor auch persönlich angegriffen. „Sie sind kein einfühlsamer Mensch. Sie sind mir einfach unsympathisch". Offener Haß und Abscheu entlud sich auf den Supervisor. Er ist die Quelle aller Probleme, ihn muß man entfernen, dann wird alles gut.

Der Stationsarzt fühlte sich zwischen den Fronten, schlug sich auf die Seite des Pflegepersonals und versuchte, mit dem Vergleich eines Trainerwechsels beim Fußballverein die Situation zu entspannen. Die Mitarbeiter des psychosozialen Bereichs erschienen wie gelähmt, plädierten jedoch vorsichtig für eine Fortsetzung der Supervisionsarbeit und stellten die positiven Seiten der Besprechungen heraus. Die Psychologin verglich die Zusammenarbeit mit ihrer langjährigen Ehe, wo es auch immer wieder Tiefpunkte gegeben habe, mit dem Wunsch, sich zu trennen. Gerade diese schwierige Zeit auszuhalten, die Differenzen auszutragen, habe ihre Beziehung reicher und fruchtbarer gestaltet.

Dafür war jedoch bei den meisten Schwestern kein Raum und keine Bereitschaft. „Wir möchten uns unseren Supervisor selber aussuchen. Alles bekommen wir vorgesetzt, die Ärzte, die Eltern, die Kinder, die Kolleginnen". Hier wurde deutlich, welche Aufgabe der Supervisor erfüllen sollte: Ersatz für Ohnmacht und Demütigung am Arbeitsplatz, Wiedergutmachung für erlittene Kränkungen. Der Supervisor als allmächtiger, alleswissender, alleskönnender Übermensch, der die Erlösung von allem Übel verspricht und auch vollbringt. Eine Erwartung, die der gleichen Hoffnung entspricht, die Eltern und erkrankte Kinder an das Stationsteam richten und der dies immer wieder nicht zu entsprechen vermag. Eine Diskussion über die erreichbaren Ziele der Supervision in dem vorgegebenen Rahmen war nicht mehr möglich. Auch schien völlig vergessen zu sein, daß Supervision Arbeit ist, auch in der Arbeitszeit stattfindet. Auch, daß Fragen der Sympathie oder Antipathie für den Supervisor nicht das primär Entscheidende sind, sondern ob man mit ihm inhaltlich zusammenarbeiten kann, war in dieser Situation nicht mehr zu vermitteln.

*Weiterer Verlauf*

Kurze Zeit später verließ auch die Psychologin, die die Supervision initiiert hatte, enttäuscht und resigniert die Station. Nach einer halbjährigen Pause wurde die Supervision durch eine andere Supervisorin wieder aufgenommen. Für einige Zeit kam es zu einer produktiven und befriedigenden Arbeitsatmosphäre für beide Seiten. Doch auch hier wurde die Kollegin, die schon über langjährige Erfahrung in Supervision verfügt, mit ähnlich entwertenden Verhaltensweisen des Teams konfrontiert und die Supervision nach insgesamt 10 Sitzungen auf Wunsch der Station beendet.

## III. Diskussion

Die von uns angebotene Teamsupervision versteht sich als psychoanalytisch orientiert. D. h. sie versucht, „unbewußte, konflikthafte, insbesondere affektiv wirksame Einflußfaktoren, die in pflegerischen und kollegialen Beziehungen wirken, bewußtzumachen, so z. B. interpersonale und institutionalisierte Abwehrvorgänge, die die Hinwendung zum Patienten und die Aufnahme einer Beziehung zu ihm erschweren. Der Supervisor oszilliert zwischen patientenzentrierten, teamzentrierten und institutionszentrierten Perspektiven" (Teising 1994). Institutionelle Konflikte sind somit ausdrücklicher Bestandteil der Supervision. Gerade im onkologischen Bereich wurden wir jedoch dabei mit Widerständen und Schwierigkeiten konfrontiert, die wir im folgenden als Spaltungsphänomene beschreiben.

*Zum Problem der Spaltung*

Die Arbeit in einer pädiatrisch-onkologischen Akutstation wird von einem multidisziplinären, arbeitsteilig ausgerichteten Behandlungsteam getragen. Dieser Unterschied zum sonstigen medizinischen Bereich bedeutet eine Zunahme von Komplexität und beinhaltet den Verlust von Übersichtlichkeit. In Kombination mit den belastenden Krankheitsbildern treten Gefühle von Sinnlosigkeit und fehlender Orientierung auf. Die Offenheit und seelische Kraft, die zur Integration verschiedener Arbeitsfelder und der damit verbundenen Personen erforderlich ist, wird im onkologischen Bereich durch die extremen Arbeitsüberlastungen schnell verbraucht. Die Folge ist, daß Konfliktklärung, Diskussionen und Auseinandersetzungen in aktuellen Krisen selten sind. Probleme flackern in akuten Krisen kurz auf, werden dann jedoch wegen der Gefahr zusätzlicher Belastungen durch Auseinandersetzungen ungelöst wieder aufgehoben. Zurück bleiben Kränkungen, Mißverständnisse und Ängste, die unterschwellig weiter wirken. Zum Überleben auf einer solchen Station gehört die Reduktion auf den unmittelbaren medizinischen Behandlungsauftrag, dem sich alle verpflichtet fühlen. Das Ausblenden der emotionalen Belastungen und Konflikte führt jedoch nur kurzfristig zu einer Entlastung. Mittelfristig kann es sich immer stärker bemerkbar machen und dann sogar zum zentralen Problem werden. „Als augenfälligstes Symptom fehlgelaufener Entwicklungen erkennen wir die allenthalben in onkologischen Teams und in den Familien Krebskranker weitverbreiteten Spaltungen, etwa in Gute und Böse, Fähige und Unfähige, wichtige und überflüssige Teilnehmer des Behandlungsprozesses. Unter dem Druck der Verhältnisse, angesichts von Todesangst, Hilflosigkeit oder Hoffnungslosigkeit scheint viel weniger der Weg der Integration, der gleichzeitigen Berücksichtigung vielfältiger, auch widersprüchlicher Gesichtspunkte denkbar, als eben die Entdifferenzierung in überschaubare, klar strukturierte Teilaspekte. Zwischenzonen, Grautöne, also Ambivalenzen, schwinden: Ja oder nein, richtig oder falsch, vielleicht auch schuldig oder unschuldig, letztlich schwarz oder weiß, lautet die Frage" (Wirsching 1988).

Die geschilderte Erfahrung zeigt, daß der Supervisor dabei unweigerlich in das Dilemma gerät, bei zu starker Konfliktorientierung als Störenfried bekämpft und als Sündenbock und Träger alles Bösen ausgestoßen zu werden. Ähnlich wie beim bösartigen Tumor ist kein Platz für Ambivalenzen. Die Dynamik gehorcht dem Alles- oder Nichts-Gesetz. Ärzte und Pflegepersonal unterliegen bei der Bewältigung ihrer Belastungen ähnlichen Abwehrmechanismen wie die Krebspatienten und ihre Angehörigen. Spaltung, Verleugnung,

Externalisierung der Probleme und fehlende Kooperation mit dem Behandlungsteam sind bekannt und vielfach beschrieben worden (Meerwein 1991). Die wechselseitigen Prozesse zwischen Patienten und Behandlungsteam, sowie zwischen Supervisor und Gruppe können aus psychoanalytischer Sicht als direkte und indirekte Spiegelphänomene (Kutter 1990) interpretiert werden.

## Schlußfolgerungen, Empfehlungen und Grenzen

Wir sehen in den Enttäuschungen über die Möglichkeiten der Supervision und in den aggressiven bis destruktiven Verhaltensweisen gegenüber dem Supervisor die Widerspiegelung der Behandlungs- und Arbeitsmöglichkeiten in der Onkologie. Geprägt vom Erfolgsdenken der modernen Medizin fällt es schwer, sich mit der Tatsache abzufinden, daß für eine große Gruppe von Patienten wenig oder keine Überlebenschancen bestehen. Während Ärzte sich durch Flucht in die wissenschaftliche Arbeit einen Ausgleich schaffen können, stellt sich beim Pflegepersonal Unzufriedenheit mit sich selbst, Arbeitsunlust, Auflehnung und Aggressivität gegenüber Mitarbeiter und Patienten ein. Die Enttäuschung darüber, nicht alle Patienten mit einer Krebserkrankung heilen zu können wird als eigene Unfähigkeit wahrgenommen und auf den Supervisor projiziert (Glaus 1991). Ebenso wie beim Patienten in Anbetracht der medizinischen Ohnmacht, kommt es bei den Teilnehmern der Supervisionsgruppe zum Rückzug, verschobenen Aggressionen und Schweigen. Sprechen über die eigene Hilflosigkeit, die Auseinandersetzung mit der eigenen Endlichkeit und den damit verbundenen Ängsten wird als zusätzliche Bedrohung erlebt.

Damit das Personal in dieser Situation wieder zu einer Sprache findet, bedarf es einer geduldigen und sorgsamen Haltung, die weit entfernt von dem Alles- oder Nichts-Prinzip an kleinen Zielen orientiert ist, die ähnlich wie beim Patienten erst durch einen fortdauernden Prozeß langsam zu einer Besserung im Befinden führt. Dabei sind auch einige institutionell bedingte Widersprüche auszuhalten: Der handlungs- und entscheidungsorientierten Haltung bei der Arbeit steht in der

Supervision eine Sensibilität für die Wahrnehmung von eigenen Gefühlen gegenüber, die ein Innehalten erfordern, ohne sofort in Handlung umgesetzt zu werden. In der Supervision sind alle gleichberechtigt, während im Arbeitsbereich auf die Betonung der Hierarchien zwischen den Berufsgruppen großen Wert gelegt wird. Auch das bildet einen äußerst störanfälligen Hintergrund, wie unser Beispiel zeigte und erfordert von den Teilnehmern eine große innere Flexibilität. Auf diese Weise können auch eher randständige Mitarbeiter zu Wort kommen und Außenseitermeinungen sich in der Supervision darstellen.

Für den Supervisor ergeben sich daraus folgende *Empfehlungen:*

Wegen der vorgegebenen Unstrukturiertheit des Feldes und der latenten Verunsicherung und Orientierungslosigkeit des Pflegepersonals ist eine Fokusierung notwendig. Die Erwartungen der Teilnehmer sollte in Einklang stehen mit dem Angebot, sonst wird Supervision zur zusätzlichen Belastung.

Die Station muß als Teil der Gesamtheit des Krankenhauses oder der Klinik gesehen werden. Probleme bei der Stellenpolitik der Pflegedienstleitung, veränderte medizinische Anforderungen an das Pflegepersonal z. B. durch vermehrte Intensivpflege, der Belegungsdruck von ärztlicher Seite, die Angst vor Renoméeverlust nach außen und Konflikte zwischen ärztlicher Leitung und Pflegedienst müssen bei der Vorbereitung und Zielsetzung der Supervision miteinbezogen werden. Daraus ließe sich ein Verständnis für die Arbeit entwickeln, in dem sich das Wissen und die Erfahrung über die Auswirkungen von psychischen und sozialen Problemen Krebskranker mit den spezifischen Problemen der Mitarbeiter in diesem Bereich in ihrer Wechselwirkung darstellen und handlungsleitend werden. Durch das Zusammenfließen von Fachkompetenz, systemischer Sicht und Erfahrungen der Organisationssoziologie entstehen Ansätze für ein Supervisionskonzept für das Allgemeinkrankenhaus (Schaub 1992, 1994).

*Grenzen* findet die Supervision in den unzureichenden institutionellen Bedingungen, die trotz deutlicher Verbesserungen im Bereich der Pädiatrie eine bedarfsgerechte psychosomatische und psychosoziale Versorgung von Krebspatienten nicht zuläßt. Die psychischen Belastungen auf seiten der Ärzte und des Pflegepersonals nehmen schneller zu als die Mängel in der Ausbildung und die fehlende Kompetenz im Umgang mit den Belastungen auszugleichen wäre. Dadurch entsteht eine Koalition zwischen institutionellen Gegebenheiten und Anpassungsleistungen der Patienten, die zu einer Reduzierung auf vorwiegend somatische Aspekte führt. Diese Defizite kann die Supervision nicht ausgleichen. Nur eine langfristige Umstrukturierung des Gesundheitssystems im Sinne einer größeren Gewichtung der psychosozialen Medizin und eine Integration psychosomatischer Krankheitskonzepte kann die Bedingungen für Teamsupervision im onkologischen Bereich verbessern.

## Literatur

Burisch M (1989) Das Burnout-Syndrom. Theorie der inneren Erschöpfung. Springer, Berlin Heidelberg New York Tokyo

Cooper C L, Mitchell S (1990) Nursing the critically ill and dying. Human Relations 43: 297–311

Dahmen-Fischer U (1992) Psychologische Interventionen zur Reduktion von Stress und Burnout in der onkologischen Krankenpflege. Europäische Hochschulschriften, Reihe 5. Psychologie, Bd 379. Peter Lang, Frankfurt/M

Enzmann D, Kleiber D (1989) Helfer-Leiden. Streß und Burnout in psychosozialen Berufen. Asanger, Heidelberg

Fengler J (1991) Helfen macht müde: Zur Analyse und Bewältigung von Burnout und beruflicher Deformation. Pfeiffer, München

Glaus A (1991) Die Onkologieschwester. In: Meerwein F (Hrsg) Einführung in die Psycho-Onkologie, 4. Aufl. Huber, Bern Stuttgart Wien

Hansell P S (1989) Stress on nurses in oncology. In: Holland J C, Rowland J H (eds) Handbook of psychooncology. Oxford University Press, New York, pp 658–663

Hartmann A (1991) Supervisionsgruppen für Krankenpflegepersonal und Stationsteams: Ergebnisse einer Dokumentation. Vortrag, 35. Arbeitstagung des DKPM, 14.–16. 11. 1991, Heidelberg

Hartmann A, Murjahn B, Bay Th, Fritzsche K, Gallisch M, Scheidt C, Stein B, Weidmann W, Wirsching M, Wittich A (1994) Supervisionsgruppen mit Krankenpflegepersonal und Stationsteams: Ergebnisse einer empirischen Untersuchung. Gruppenpsychother Gruppendynamik 30: 144–161

Herschbach P (1991) Streß im Krankenhaus. Die Belastungen von Krankenpflegekräften und Ärzten/Ärztinnen. Psychother Psychosom Med Psychol 41: 176–186

Kincade J E (1982–83) Attitudes of physicians, housestaff, and nurses on care for the terminally ill. Omega 13: 333–344

Köhle K (1992) Emotionale Arbeit in der internistischen Onkologie – Integration oder Kooperation? In: Uexküll Th von (Hrsg) Integrierte Psychosomatische Medizin in Praxis und Klinik. Schattauer, Stuttgart New York, S 281–300

Köhle K, Simons C, Kubanek B (1990) Zum Umgang mit unheilbar Kranken. In: Uexküll Th von, Adler R, Herrmann J M, Köhle K, Schonecke O W (Hrsg) Psychosomatische Medizin. Urban & Schwarzenberg, München

Kutter P (1990) Das direkte und indirekte Spiegelphänomen. (23) Handbuch der Supervision. Edition Marhold, S 291–301

Mark-Stemberger B, Kessler F (1991) Supervision im Krankenhaus. Psychologie in der Medizin 2 (3–4): 30–36

Maslach C (1982) Burn-out – a review of the literature with application to cancer nursing. Cancer Nursing: 211–217

Meerwein F (1991) Die Arzt-Patient-Beziehung des Krebskranken. In: Meerwein F (Hrsg) Einführung in die Psycho-Onkologie, 4. Aufl. Huber, Bern Stuttgart Wien

Moynihan R T, Outlaw E (1984) Nursing support groups in a cancer center. J Psychosoc Oncol 2: 33–48

Murjahn B (1991) Supervisionsgruppen für Krankenpflegepersonal und Stationsteams: Erfahrungen im Univ.-Klinikum Freiburg. Vortrag, 35. Arbeitssitzung des DKPM, 14.–16. 11. 1991, Heidelberg

Muthny F A, Stegie R (1993) Kompetenzerleben und Belastungen von onkologischem Personal. „Burnout" und Bedarf an psychosozialer Fortbildung und Supervision. In: Muthny F A, Haag G (Hrsg) Onkologie im psychosozialen Kontext. Asanger, Heidelberg, S 287–301

Rappe-Giesecke K (1990) Theorie und Praxis der Gruppen- und Teamsupervision. Springer, Berlin Heidelberg New York Tokyo

Schaub H A, Schwall H J (1992) Institution und Supervision: Auf dem Weg zu einem Supervisionskonzept. Gruppenpsychother Gruppendynamik 28: 158–168

Schaub H A (1994) Supervision und Beratung im Krankenhaus. Vortrag 4/94 Innsbruck (unveröffentlicht)

Teising v I (1994) Extremsituationen menschlicher Existenz. Aufgaben von Supervision in der Gerontopsychiatrie. Marbuse 91: 22–24

Wirsching M (1988) Der familientherapeutische Ansatz im pädiatrisch-onkologischen Behandlungsteam. Klin Pädiatr 200: 279–282

Wittich A (1993) Supervisionsgruppen mit Krankenpflegeteams am Universitätsklinikum Freiburg. Ergebnisse der Dokumentation. 39. Arbeitstagung, Deutsches Kollegium für Psychosomatische Medizin, Freiburg

# Einstellungsänderungen von Studierenden gegenüber Krebskranken nach einem Praktikum zur Betreuung onkologischer Patienten

B. Hladschik, W. Lischka, G. Weinländer, M. Hexel und
O. Frischenschlager

## Einleitung

Obwohl etwa ein Drittel der Bevölkerung an Krebs erkrankt und etwa ein Viertel daran stirbt, haftet an Krebserkrankungen immer noch ein gewisses Tabu, das die Kommunikation aller Betroffenen erschwert. Es wird zwar heute kaum mehr bestritten, daß die Mitteilung der Diagnose an den/die betroffene/n Patienten/in*) erfolgen sollte, um ihm eine Auseinandersetzung mit der neuen, durch die Krankheit, durch langwierige Behandlungen veränderten Situation nicht von vorneherein zu verbauen. Noch in den 80er Jahren hingegen war in Österreich die Meinung weit verbreitet, man würde durch die Mitteilung der Diagnose den Patienten nur unnötig verunsichern und solle ihm Belastungen daher ersparen. Daß es allerdings fast keinem Patienten entgeht, woran er erkrankt ist, daß ein Nicht-Sprechen daher nur den Behandelnden die Beschäftigung mit den Belastungen des Patienten erspart, nicht aber diesem selbst, ist mittlerweile ins Bewußtsein der Medizin eingedrungen.

Ja, mehr noch, es wurde verstanden, welche negativen Folgen das Nicht-Sprechen nach sich zieht, insbesondere,

---

*) Im weiteren Text wird, der flüssigeren Lesbarkeit wegen, die konventionelle Maskulinform verwendet

wenn man etwa an die Situation zwischen Patienten und Angehörigen denkt, wenn z.B., was häufig vorkommt, beide Teile einander schonen möchten und meinen, daß dies am besten durch Vermeidung des Sprechens über die Situation und alles was mit ihr zusammenhängt gelinge.

Meist fällt es allen Beteiligten schwer, Patienten, Angehörigen, wie auch Ärzten, am wenigsten vielleicht noch den Schwestern, über die mit der Erkrankung einhergehenden Ängste, Probleme und Belastungen zu sprechen.

Wir haben aber durch die Forschung der letzten 20 Jahre (Überblick in: Koch et al. 1990, Muthny et al. 1993), die sich intensiv mit Fragen der Krankheitsverarbeitung in der Onkologie befaßt hat, auch gelernt, in welchem Ausmaß neben der medizinischen Therapie die individuelle Reaktion auf die Belastungen, die Bewältigungskapazität, die soziale Unterstützung durch Angehörige aber auch durch Behandelnde von Bedeutung ist, ja sogar den Krankheitsverlauf mitbestimmt (Heim 1988).

## Psychosoziale Onkologie

Wollen wir diese Erkenntnisse berücksichtigen, dann folgt daraus, daß eine Reihe von zusätzlichen Aspekten in der Behandlung zu beachten sind. Dazu liegt eine umfangreiche Literatur vor, sodaß wir uns hier auf Stichworte beschränken können. Die Aufgaben einer psychosozial orientierten onkologischen Behandlung bestehen grundsätzlich in der individuellen Optimierung der Krankheitsbewältigung.

Dazu müssen von Beginn an eine Reihe von Fragen abgeklärt werden, wie z.B.: was ist der Informationsstand des Patienten zu Diagnose und Therapie, wie geht er mit der neuen Situation um, wie hat er auf bisherige Belastungen reagiert, kann er seine Gefühle ausdrücken, was sind die Bewältigungsformen, mit denen der Patient auf die Situation reagiert, sind sie adaptiv, wieweit erhält er Unterstützung von Angehörigen, wieweit ist er şozial integriert, wie ist die Beziehung/Kommunikation zu/mit Angehörigen, Behandelnden, welche Lebensperspektiven hat der Patient, welche Hoffnungen, welche Erwartungen?

Je nach dem Bild, das sich ergibt, wird an psychologische, psychotherapeutische, psychiatrische oder sozialarbeiterische Interventionen zu denken sein. Auch zu diesen zusätzlichen psychosozialen Interventionen liegen zahlreiche Studien vor, die deren Sinnhaftigkeit und Effektivität, vor allem im Hinblick auf Faktoren der Lebensqualität belegen (Übersichten in: Frischenschlager et al. 1992, Trijsburg et al. 1992). Auch der Einfluß auf den Krankheitsverlauf (Überlebenszeit) ist in Diskussion (z.B.: Fawzy et al. 1993), gesicherte Ergebnisse liegen derzeit allerdings noch nicht vor.

Die Notwendigkeit einer psychotherapeutischen Versorgung bzw. psychologischen Betreuung ist mittlerweile von einem breiten Konsens getragen. Im 1994 novellierten Wiener Krankenanstaltengesetz sind onkologisch Kranke an erster Stelle der Patientengruppen angeführt, für die eine psychotherapeutische bzw. klinisch psychologische Versorgung vorzusehen ist (vor psychiatrischen, psychosomatischen und anderen Patienten mit besonders belastender Krankheits- bzw. Lebensproblematik).

## Das Unterrichtsprojekt

Die Einbindung von entsprechend ausgebildeten Experten in die onkologische Versorgung macht es erforderlich, bereits den Studierenden gewisse Basiskompetenzen zu vermitteln. Das medizinische Curriculum sieht derzeit 4 Semester-Wochenstunden im Fach Medizinische Psychologie vor, davon nur 1 Semester-Wochenstunde in Form eines Praktikums. In diesen 15 Unterrichtsstunden zu je 45 Minuten kann nur eine Einführung in die elementarsten Voraussetzungen psychosozialer Medizin gegeben werden, weshalb jedwede Vertiefung nur in der Wahlfachausbildung (vertiefte Ausbildung in einem gewählten Fach) erfolgen kann, die als Ersatz für eine Dissertation im Umfang von 3-5 Wochenstunden zu absolvieren ist.

Die Einladung des Leiters der Abteilung für klinische Onkologie an den letztgenannten Autor dieses Berichtes, an einer noch aufzubauenden psychologischen Betreuung der Patienten einer der onkologischen Stationen am Wiener Allgemeinen Krankenhaus mitzuwirken, gab den Ausschlag, die Wahlfachausbildung dem Thema der Betreuung von Krebspatienten durch Studierende zu widmen. Die Teilnehmerzahl wurde mit 12 beschränkt, um eine intensive Betreuung der Studierenden zu gewährleisten. Es war geplant, Studierenden der Medizin den Vorrang bei der Teilnahme einzuräumen, letztlich nahmen jedoch jeweils 6 Studierende der Medizin und der Psychologie am Seminar teil.

Zur Einführung wurde in den ersten 3 Wochen des Semesters in intensiver Form psychoonkologische Literatur erarbeitet (etwa 6 Wochenstunden) danach wurde vom Lehrveranstaltungsleiter (Letztautor) mit jedem einzelnen Studierenden gemeinsam ein Erstgespräch mit einem Patienten der genannten Abteilung geführt. Ziel dieser Vorgangsweise war, den Studierenden die Scheu zu nehmen, mit Krebskranken zu kommunizieren und gleichzeitig gewissermaßen modellhaft die Praktizierbarkeit eines einerseits alltagssprachlich geführten und andererseits doch psychologisch geplanten und reflektierten Gesprächs vorzuführen.

Den Patienten wurde mitgeteilt, daß grundsätzlich alle neu an der Station Aufgenommenen zu Gesprächen eingeladen werden, die sich mit ihrer Krankheitssituation befassen. Inhalte dieses semistrukturierten Gespräches waren im wesentlichen die, in diesem Bericht weiter oben angeführten Fragen zur aktuellen Situation (Informationsstand, Belastungen, Perspektiven etc.), zur Krankheitsbewältigung, sozialen Unterstützung durch Angehörige, der biographischen und sozialen Situation. Gleichzeitig wurde angestrebt, Folgegespräche, die nach dem Erstgespräch angeboten wurden, direkt mit dem Studierenden zu vereinbaren, was in nahezu allen Fällen angenommen wurde. Die Studierenden trafen individuelle Terminvereinbarungen mit den Patienten, achteten aber darauf, den Stationsbetrieb nicht zu beeinträchtigen. Rückmeldungen erfolgten an die Schwestern und Ärzte. Dazu konnte auch eine wöchentliche interdisziplinäre Besprechung genutzt werden, an der, eingerichtet auf Initiative des Drittautors, Schwestern und Ärzte, soweit abkömmlich, weiters der Seelsorger und die Sozialarbeiterin teilnahmen. Diese Besprechung war als Fallbesprechung geplant und von einem Psychotherapeuten supervidiert.

Die eigentliche Supervision der Betreuung erfolgte durch den Leiter des Seminars, wöchentlich 2 Stunden und war fixer, d.h. verpflichtender Bestandteil der Lehrveranstaltung.

Das vorrangige Ziel der Lehrveranstaltung war, die Scheu, mit Krebskranken zu sprechen zu verringern. Medizinstudenten geben in aller Regel an, daß sie in der Diagnosemitteilung, im Gespräch über schwindende Heilungschancen, über das Sterben die schwierigsten ärztlichen Aufgaben erblicken. In den Grundseminaren wird daher sehr häufig die Bearbeitung dieser Themen gewünscht.

Der wöchentliche Zeitaufwand für die Studierenden war beträchtlich. Zu etwa 4 Besuchen von Patienten kam die 2-stündige Supervision, weiters die Rückmeldungen an Schwestern und Ärzte und die gelegentliche Teilnahme an der Fallbesprechung. Darüber hinaus waren die Studierenden angehalten, kurze Protokolle zu erstellen, mit Angaben zu Frequenz, Zeitaufwand und stichwortartigem Inhalt der Gespräche.

### Die Evaluation der Lehrveranstaltung

Vor und nach dem Seminar wurde ein Fragebogen vorgegeben, mit dessen Hilfe die Einstellung gegenüber Krebs, Angst vor dem Kontakt mit Krebskranken, Vorstellungen von den Bedürfnissen Krebskranker, bisherige Erfahrungen, sowie Erwartungen an das Seminar erhoben wurden. Darüber hinaus wurde bei der Zweitbefragung auch nach der Zufriedenheit mit dem Seminar bzw. nach allfälliger Kritik gefragt.

### Ergebnisse

12 Studierende nahmen am Seminar teil, 11 davon haben an der Vorher-Befragung, 10 an der Nachher-Befragung teilgenommen. Insgesamt wurden im Laufe des Seminars 31 Patienten betreut, insgesamt 136 Gespräche (durchschnittlich 4,4 pro Patient) geführt und 137 Stunden (durchschnittlich 4,4 pro Patient) aufgewendet.

Die statistische Auswertung der Daten erfolgte nach Prüfung auf Normalverteilung (Kolmogorov-Smirnov Test) mittels t-Test für Paarvergleiche auf Unterschiede zwischen Vorher und Nachher.

*Frage 1: Was fällt Ihnen spontan zum Wort „Krebs" ein?*

Vor dem Praktikum assozierten die Probanden mit dem Begriff „Krebs" vor allem eine schwere und unheilbare Krankheit, verbunden mit Schmerzen, Leiden, Chemotherapie, Strahlentherapie, Krankenhausaufenthalt, Sterben und Tod. Es finden sich nur sehr wenige differenziertere bzw. auf persönlichen Erfahrungen beruhende Begriffe.

Nach dem Praktikum verbinden die Teilnehmer mit dem Wort „Krebs" neben den nach wie vor sehr im Vordergrund stehenden Begriffen „schwere Krankheit, Sterben ,Tod, Chemotherapie" auch weitere Begriffe, die auf die persönlichen Erfahrungen und Kontakte während des Praktikums hindeuten: „Neubeginn, Anfang, Leugnen der Realität, darüber sprechen wollen ohne andere zu belasten, Auseinandersetzung mit dem Sterben, Berührungsängste haben abgenommen, u.a."

*Frage 2: Welche Gefühle löst das bei Ihnen aus?*

Angst wird von den Teilnehmern vor dem Praktikum am häufigsten angegeben (11 Nennungen). Während des Praktikums nimmt die Angst, verbunden mit dem Begriff „Krebs" deutlich ab. Die Gefühle von Hilflosigkeit, Machtlosigkeit, Befangenheit,Mitleid und Schrecken wandeln sich in Verwirrung, Unsicherheit, Verständnis, den Wunsch zu intervenieren und Hoffnung. Der persönliche Kontakt zu den Patienten zeigt sich in den verbalisierten Gefühlen, die nach dem Praktikum weniger angstbesetzt erscheinen und differenzierter sind.

*Frage 3: Geben Sie bitte Ihre persönliche Einschätzung von der Schwere bzw. Bedrohlichkeit der Krebserkrankung auf der folgenden Skala.*

Die Studenten wurden ersucht Ihre Einschätzung auf einer Linear-Analog-Skala von 10 cm anzugeben:

```
0                                              x       x        100
|——————————————————————————————————————————————————————————|

Mittelwert                                   69,80   82,36
                                             nachher vorher
```

Mittelwert/Standardabweichung: vorher:  82,36/ 9,38
                               nachher: 69,80/16,77
                               p = 0,022

Die Einschätzung der Schwere, bzw. der Bedrohlichkeit der Krebserkrankung hat bei den Teilnehmern im Laufe des Praktikums signifikant abgenommen.

*Frage 4: Was ist für Sie persönlich die schwerste/bedrohlichste Krankheit?*

Vorher:

Aids 7
bösartiger Tumor/Krebs 4
multiple Sklerose 1
hohe Querschnittslähmung 1
ein Leiden, das an den Rollstuhl
fesselt verbunden mit völliger Hilf-
losig- und Abhängigkeit 1

Nachher:

Aids 8
Krebs 3, Gehirntumor 1
multiple Sklerose 1
hohe Querschnittslähmung 1
eine Krankheit, die mich
völlig hilflos werden läßt 1

Es bestehen keine Unterschiede bei der Beantwortung dieser Frage bezüglich „vorher" und „nachher".

*Frage 5: Erinnern Sie sich an das erste Mal, direkt oder indirekt, wie Sie von Krebs gehört haben?*

Vorher:

Verwandte/Angehörige erkrankten 6
Bekannte/Freunde erkrankten 1
Angehörige von Freunden 1
als Kind das Wort gehört 1
in der Schule gehört 1

Nachher:

Verwandte/Angehörige erkrankten 6
Bekannte/Freunde erkrankten 1
Angehörige von Freunden 1
als Kind das Wort gehört 1
das Wort im Unterricht gehört 1

Mehr als die Hälfte der Teilnehmer war das erste Mal im Zusammenhang mit einem Verwandten mit Krebs konfrontiert, weiters durch Bekannte oder Angehörige von Freunden. Nur eine Person gibt an, das erste Mal davon in der Schule gehört zu haben. Keine Unterschiede ergeben sich zwischen den Angaben vor bzw. nach dem Praktikum.

*Frage 6: Bewerten Sie bitte anhand der folgenden Polaritäten das erste in der Frage 5 genannte Erlebnis.*

Die Befragten wurden ersucht, das in Frage 5 angegebene Ereignis vor und nach dem Praktikum anhand folgenden semantischen Differentials einzustufen.

Bei der Auswertung wurden „positive" Einstufungen mit 7 gewichtet, „negative" mit 1.

```
gut       x-----x-----x-----x-----x-----x-----x   schlecht
                 1     2     1     3     4   Mw = 2,36
                       2     1     3     4   Mw = 2,10

hilflos   x-----x-----x-----x-----x-----x-----x   kompetent
          7     1     1     2                 Mw = 1,82
          4     2     1     3                 Mw = 2,33

angstfrei x-----x-----x-----x-----x-----x-----x   ängstlich
                 1     2     4     3         Mw = 2,45
                 1     3     3     3         Mw = 2,80
```

| ekelhaft | x----x----x----x----x----x----x | nicht ekelhaft |
|---|---|---|
| | 3   1   4           1   1 | Mw = 3,45 |
| | 2   3   1   3   1 | Mw = 4,80 |

| lebendig | x----x----x----x----x----x----x | tot |
|---|---|---|
| | 2   1   2   1   1   3 | Mw = 3,00 |
| | 1   1           5   3 | Mw = 2,90 |

| traurig | x----x----x----x----x----x----x | nicht traurig |
|---|---|---|
| | 4   2   2   2 | Mw = 2,00 |
| | 4   3   2       1 | Mw = 2,10 |

| anziehend | x----x----x----x----x----x----x | abstoßend |
|---|---|---|
| | 1   2   1   2   1   3 | Mw = 2,82 |
| | 4   3   2   1 | Mw = 3,00 |

| tabuisiert | x----x----x----x----x----x----x | besprechbar |
|---|---|---|
| | 2   3   1   1   2   1   1 | Mw = 3,45 |
| | 2   4   2           1   1 | Mw = 2,90 |

| bedrohlich | x----x----x----x----x----x----x | nicht bedrohlich |
|---|---|---|
| | 5   4   1 | Mw = 2,00 |
| | 3   4   3 | Mw = 2,00 |

vorher:      n = 11 Mw = 2,48
nachher:     n = 10 Mw = 2,77
             nicht signifikant

Nach entsprechender Polung der Items verändert sich die Bewertung des angegebenen Ereignisses zwischen „vorher" und „nachher" nicht.

*Frage 7: Haben Sie konkrete Erfahrungen mit Krebskranken?*

*Frage 8: Wenn ja, welche?*

Acht Teilnehmer gaben bereits vor dem Praktikum konkrete Erfahrungen mit Krebskranken an. 5 Personen waren auf einer Krebsstation als Pfleger oder Famulant tätig, eine Person gab die Betreuung einer krebskranken Person außerhalb des Spitales an , vier waren durch den Tod einer bekannten oder verwandten Person konfrontiert.

*Frage 9: Welche Gefühle löst diese Erinnerung bei Ihnen aus?*

Die Befragten geben hiezu Gefühle der Hilflosigkeit, Trauer, Angst, Unsicherheit, Wut, Befangenheit aber auch Hoffnung, Bewunderung des Mutes der betroffenen Personen und bei der Befragung „nachher" Neugier, Belastung und Interesse an. Es gibt kaum Unterschiede zwischen den unterschiedlichen Befragungszeitpunkten.

*Frage 10: Was sind Ihrer Meinung nach die besonderen Belastungen, die mit einer Krebserkrankung einhergehen?*

Als besondere Belastungen werden vor dem Praktikum häufig die Angst vor den Behandlungen und deren Folgen gesehen, weiters die Konfrontation mit dem Sterben und dem Tod; Schmerzen und Verstümmelungen werden auch öfters angegeben. Nach dem Praktikum kommen Ängste vor offener Kommunikation, Informationsmangel und die Auseinandersetzung mit dem bisherigen Leben und der Krankheit an sich dazu. Die Antworten sind nach dem Praktikum etwas differenzierter und beziehen sich mehr auf persönlichere Erfahrungen.

Schmerzen und die Konfrontation mit dem Sterben und die Angst davor werden vorher und nachher als große Belastungen eingeschätzt.

*Frage 11: Welches Gewicht haben die im Folgenden genannten Belastungen?*

Die Teilnehmer wurden ersucht, folgende Begriffe anhand einer siebenstufigen Skala zu bewerten.

Die Zahlen unterhalb jeder Skala geben an, wieviele Personen die entsprechende Gewichtung angekreuzt haben, wobei in der ersten Zeile die Ergebnisse der ersten Befragung angeführt sind, in der zweiten die der Befragung nach dem Praktikum. Rechts daneben stehen die entsprechenden Mittelwerte.

| Belastung | 1 | 2 | 3 | 4 | 5 | 6 | 7 | Mw |
|---|---|---|---|---|---|---|---|---|
| Operationen | | | | 3 | 3 | 4 | 1 | Mw = 5,27 |
| | | | 1 | 2 | 4 | 2 | 2 | Mw = 4,90 |
| Diagnostische Eingriffe | 3 | 2 | 1 | 5 | | | | Mw = 3,72 |
| | | 3 | 3 | 5 | | | | Mw = 4,12 |
| Chemotherapie | | | | | 1 | 3 | 7 | Mw = 6,63 |
| | | | | 2 | 2 | 4 | 3 | Mw = 5,72 |
| Strahlentherapie | | 1 | 1 | 2 | 3 | 2 | 2 | Mw = 4,72 |
| | | | 1 | 2 | 3 | 3 | 2 | Mw = 5,72 |
| ungewisse Prognose | | | 1 | 1 | 1 | 5 | 6 | Mw = 5,45 |
| | | | | | | 6 | 5 | Mw = 6,45 |
| Schmerzen | | | | 2 | 2 | 4 | 3 | Mw = 5,72 |
| | | | | 1 | | 9 | 1 | Mw = 5,90 |

Chronizität der
Erkrankung      1-----2-----3-----4-----5-----6-----7
                                1     1     3     6   Mw = 6,72
                                1     3     2     5   Mw = 6,00

Verstümme-
lungen          1-----2-----3-----4-----5-----6-----7
                                1     2     2     6   Mw = 6,18
                                1     3     5     2   Mw = 5,72


Vor dem Praktikum wird die „Chemotherapie" als größte Belastung angesehen, als geringste die „diagnostischen Eingriffe". Nach dem Praktikum stufen die Praktikanten die „ungewisse Prognose" am höchsten ein, am geringsten wieder die „diagnostischen Eingriffe", jedoch sind die Unterschiede zw. Vorher und Nachher unauffällig.


*Frage 12: Was meinen Sie, sind die spezifischen Bedürfnisse Krebskranker?*

Während vor dem Praktikum die Linderung der Schmerzen von mehr als der Hälfte der Teilnehmer als spezifisches Bedürfnis Krebskranker gesehen wird, steht nach dem Praktikum der kommunikative Aspekt sehr stark im Vordergrund. Die gewonnenen Erfahrungen spiegeln sich in folgenden, exemplarisch angeführten Nennungen: „Schmerz, Ärger, Zorn zulassen dürfen; psychische Unterstützung; als Mensch behandelt werden; wissen, daß jemand für einen da ist, egal in welcher Verfassung man sich befindet; Vertrauensperson für offene Gespräche" u.ä..


*Frage 13: In welchem Prozentsatz werden diese Bedürfnisse Ihrer Meinung nach in der stationären Versorgung abgedeckt?*

Die Befragten schätzten ihre Meinung dazu sowohl vor als auch nach dem Praktikum auf einer linear-analog-Skala von 10 cm Länge ein.


```
0               x           x                              100
|_______________|___________|______________________________|
Mittelwert     22,64        41,64
               vorher       nachher
```

vorher:       Mw = 22,64; sd = 18,15
nachher:      Mw = 41,64; sd = 25,70
              p = 0,078

Nach den persönlichen Erfahrungen auf der Klinik meinten die Praktikanten, daß die Bedürfnisse in der stationären Versorgung zu einem größeren Prozentsatz abgedeckt werden, als vorher; die Differenz ist jedoch nicht signifikant.

*Frage 14: In welchem Prozentsatz vom Hausarzt?*

```
0                     x  x                                          100
├──────────────────────────────────────────────────────────────────┤
```

Mittelwert            28 33
                      vorher nachher

vorher:       Mw = 28; sd = 14,76
nachher:      Mw = 33; sd = 10,68
              p = 0,278

Zwischen den beiden Befragungen verändert sich die Einschätzung nicht.

*Frage 15: Was könnte Ihrer Meinung nach in der stationären Betreuung mehr getan werden?*

Nach der Meinung der Praktikanten sollte die psychologische und psychotherapeutische Betreuung und Unterstützung der Patienten in der stationären Versorgung forciert werden. Die Antworten sind nach dem Praktikum differenzierter und erfahrungsbezogener und noch stärker auf den kommunikativen Aspekt der Betreuung bezogen. Unter anderem werden genannt: „psychologische und psychotherapeutische Betreuung, Eingehen auf den Patienten, Offenheit und Ehrlichkeit im Umgang mit Patienten, Angehörige miteinbeziehen, Teamarbeit, Supervision, Schaffung von Rückzugmöglichkeiten, mehr Dialog zw. Patienten und Ärzten."

*Frage 16: Was meinen Sie, was Sie persönlich tun können, um die Belastungen Krebskranker zu reduzieren?*

Vor dem Praktikum sehen sich die Teilnehmer vor allem als Gesprächspartner und Zuhörer, die Informationen geben, Emphatie zeigen und die Hand halten. Nach dem Praktikum steht weiterhin der Dialog als Methode der Wahl im Vordergrund, jedoch sind die Hilfsangebote spezifischer und detaillierter angeführt. Exemplarisch werden hier genannt: „Hilflosigkeit und Ängste mittragen können; zum Abbau der Tabuisierung beitragen; Vertrauensperson sein; bei der Bewußtmachung von Problemen helfen; Hilfestellung bei der Erarbeitung von Copingstrategien".

*Frage 17: Wie groß schätzen Sie Ihre konkrete Angst vor dem Kontakt mit krebskranken Patienten ein?*

Die Beantwortung der Frage erfolgte anhand einer linar-analog-Skala von 10 cm Länge.

```
0            x                         x                            100
├──────────────────────────────────────────────────────────────────┤
```

Mittelwert  16,8                      48,3
            nachher                   vorher

vorher:       Mw = 48,3;  sd = 23,22
nachher:      Mw = 16,18; sd = 8,57
              p = 0,01

Im Laufe des Seminars hat die Angst vor dem Kontakt deutlich abgenommen.

*Frage 18: Was in der Betreuung Krebskranker stellen Sie sich am schwierigsten vor?*

Vor dem Praktikum sehen viele Teilnehmer eine große Schwierigkeit darin, der Krankheit gegenüber rat- und machtlos zu sein, weiters das Leiden der Patienten mitansehen zu müssen, Verzweiflung, Ängste und Enttäuschungen auszuhalten, den Umgang mit terminalen Patienten, die Kontaktaufnahme mit den und die Motivation der Patienten, den Umgang mit Angehörigen und ein mögliches Fehlverhalten bedingt durch die eigene Unsicherheit. Nach dem Praktikum werden weniger Schwierigkeiten angeführt, die Antworten sind weniger vielfältig jedoch mehr auf Selbsterfahrung beruhend wie z.B.: „akzeptieren, daß Intervention nicht in jedem Fall sinnvoll ist, die Belastungen miterleben und damit umgehen, Eingehen auf den Einzelnen, nicht suggestiv sein und die Auseinandersetzung mit dem Tod."

Die nun folgenden Fragen unterscheiden sich bezüglich ihrer Formulierung in den Fassungen „vorher" und „nachher":

*Frage 19 vorher: Was möchten Sie in dieser Lehrveranstaltung erfahren und lernen?*

Die Teilnehmer wurden ersucht hier einige persönliche Ziele zu nennen.

Der Großteil der Teilnehmer erwartete sich vom Besuch der Lehrveranstaltung das Erlernen einer allgemeinen Gesprächsführung mit Schwerkranken, den Abbau der eigenen Ängste und Selbsterfahrung in Bezug auf die eigenen Fähigkeiten und Grenzen. Weiters war der Erfahrungsaustausch mit anderen Praktikumsteilnehmern erwünscht, der durch die regelmäßige Supervision gewährleistet war.

*Frage 19 nachher: Was haben Sie in der Lehrveranstaltung gelernt?*

Die meisten Teilnehmer geben an, daß sie durch das Praktikum ihre eigenen Fähigkeiten und Grenzen kennengelernt haben, weiters haben die Berührungsängste abgenommen und die eigenen hohen Ansprüche wurden relativiert. Einige weisen auf die Wichtigkeit einer gezielten psychologischen Betreuung hin.

## Zusammenfassung und Ausblick

Bezüglich der Beantwortung und Bewertung historischer Erfahrungen zeigen sich keine Unterschiede zwischen „Vorher" und „Nachher", was auf eine hohe Verläßlichkeit in der Beantwortung der Items und somit auf eine gut Retestreliabilität hindeuten könnte. In einigen Bereichen zeigen sich jedoch deutliche Unterschiede, es geht hier vor allem um die Angst vor dem Kontakt mit Krebspatienten, die während des Praktikums deutlich abgenommen hat und in der Einschätzung der

Bedürfnisse und Belastungen der Patienten, wo die Vorstellungen und Phantasien in deutlichem Kontrast zu den gewonnen Erfahrungen stehen. Die Lehrveranstaltung wurde von den Studenten durchwegs als zielführend bewertet und hat neben einem großen Teil an Selbsterfahrung auch wesentlich zum Abbau von Berührungsängsten beigetragen. Weiters wird den psychischen Belastungen und dem Bedürfnis nach offener Kommunikation der Patienten nach dem Praktikum ein hoher Stellenwert eingeräumt, was sich auch in dem Wunsch nach einem Ausbau der gezielten psychologischen und psychotherapeutischen Versorgung äußert.

## Literatur

Fawzy F I, Fawzy N W, Hyun C S, Elashoff R, Guthrie D, Fahey J L, Morton D L (1993) Malignant Melanoma – effects of an early structured psychiatric intervention, coping, and affective state on recurrence and survival 6 years later. Arch Gen Psychiatry 50: 681–689

Frischenschlager O, Brömmel B, Russinger U (1992) Zur Effektivität psychosozialer Betreuung Krebskranker – eine methodenkritische Literaturübersicht. Psychother Psychosom Med Psychol 42 (6): 206–213

Heim E (1988) Coping und Adaptivität: Gibt es geeignetes oder ungeeignetes Coping? Psychother Med Psychol 38: 8–18

Koch U, Potreck-Rose F (Hrsg) (1990) Krebsrehabilitation und Psychoonkologie. Springer, Berlin Heidelberg New York Tokyo

Muthny F A, Haag G (Hrsg) (1993) Onkologie im psychosozialen Kontext. Asanger, Heidelberg

Trijsburg R W, Knippenberg F C E van, Rijpma S E (1992) Effects of psychological treatment on cancer patients: a critical review. Psychosom Med 54: 489–517

# Psychoonkologische Beratungsstelle – Projektbericht

D. Baldauf

## Ziele der Beratungsstelle

Die Mitteilung einer lebensbedrohenden Erkrankung – wie Krebs sie ist – löst in vielen Fällen eine Lebenskrise aus, für deren Bewältigung Erkrankte und betroffene Angehörige über die medizinische Betreuung hinaus Unterstützung, Hilfe und Begleitung brauchen. Eine Krebserkrankung wird oft als ein massiver Einbruch in der bisherigen Lebensgeschichte erlebt und als Gefährdung der Identität.

Menschen fühlen sich bis in ihr Innerstes hinein erschüttert und aus bisher gewohnten Bahnen radikal herausgeworfen. Plötzlich scheint nichts mehr so wie bisher zu sein; es scheint auch nichts mehr so weiterzugehen wie bisher; Pläne und Hoffnungen verlieren ihren Sinn; und die normale Vertröstung auf die Zukunft hin funktioniert nicht mehr. Krebskranke empfinden oft, daß sie durch ihre Erkrankung plötzlich aus der „Welt des Normalen" herausgefallen sind; daß ihre Existenz brüchig geworden ist (Gerdes 1986)

*Dazu einige Zitate von Menschen, die an Krebs erkrankt sind:*
- „Krebs zu haben ist wie ein Fallen in den Abgrund – mit dem Wissen, daß es kein Netz gibt, das mich auffängt".
- „Mit der Mitteilung der Diagnose Krebs stürzt die Welt ein – alles fällt zusammen".
- „Seither geht nichts mehr wie vorher, nichts ist mehr wie vorher – auch wenn die anderen meinen, es geht jetzt –

nach der Behandlung – wieder weiter wie bisher – die anderen wollen, daß alles vorbei ist".

– „Seit der Diagnose Krebs reagiert die Umgebung so, als ob ich schon gestorben wäre – und ich möchte doch leben".

– „Seit meiner Erkrankung immer wieder dieselben Gedanken: Warum ich? Warum diese Erkrankung? Was kommt auf mich zu?"

So ist das Ziel der Beratungsstelle Unterstützung, Begleitung, Information und Hilfe bei der Bewältigung der seelischen und sozialen Probleme, mit denen Krebskranke und Angehörige durch die Diagnose Krebs konfrontiert werden. Im Mittelpunkt steht dabei die individuelle Situation des Menschen mit dem Ziel, Bewältigungsmöglichkeiten zu stabilisieren und zu erarbeiten und die Lebensqualität in der jeweiligen Situation zu unterstützen.

Die Beratungsstelle soll ein Angebot von Zeit und Raum sein, sich in der Lebenskrise Krebs zu zeigen, die Erschütterung auszudrücken, Unterstützung zu finden, das Leben in der Krankheit zu leben und neue Erfahrungen zu machen in der Begegnung und Beziehung mit sich selbst, mit den Menschen, mit den Dingen und mit der Transzendenz, Zugang zu finden zu bedeutsamen Fragen und inneren Kräften – auch wenn der Ausgang ungewiß ist (Petzold 1993).

**Problembereiche und Belastungen, die an der Beratungsstelle Thema werden**

*1. Auseinandersetzung mit der Erkrankung*

Durch die Diagnose einer lebensbedrohenden Erkrankung werden Menschen mit den bedrohlichen Seiten des menschlichen Lebens konfrontiert: dem Bewußtwerden der Endlichkeit des eigenen Lebens, dem möglichen Verlust der Kontrolle über das eigene Schicksal, der Angst vor Leiden, Schmerzen, Sterben und Tod.

Gleichzeitig rückt die Erfahrung der Begrenztheit des Lebens das eigene Leben ganz neu in den Mittelpunkt und damit auch die Fragen nach dem je Eigenen des Lebens, nach Sinn und Aufgabe im Leben, nach dem, was das Leben bisher getragen hat, was sich an Wesentlichem und Wichtigem erfüllt und verwirklicht hat (LeShan 1993). Und es stellt sich auch ganz neu die Frage nach dem nicht gelebten Leben. In all dem – in Lebensbedrohung und Todesangst, in der Trauer und im Weinen um das Leben – das gelebte und das nicht gelebte – stützt die Erfahrung, jemanden neben sich zu wissen, der diese Erschütterung mit aushält und da bleibt.

Immer wieder schildern Menschen, daß sie sich von der Diagnose Krebs und der Behandlung überrollt fühlen; empfinden Zeitdruck und Erschöpfung und sind verzweifelt, wenn Schlaflosigkeit, Weinen, Verspannung, Grübeln, depressive Verstimmungen auch dann noch fortdauern, wenn die Behandlung abgeschlossen ist und es ihnen doch gut gehen müßte.

Dazu kommt, daß die oft existentielle Erschütterung aufgrund der Krebserkrankung bisher bewältigbare Probleme und erlittene Verluste neu aktualisiert, frühere und gegenwärtig belastende Ereignisse und Erfahrungen in den Vordergrund treten läßt und bisher verborgene Ängste zutage bringt.

Der Streß und die Anspannung vor Kontrolluntersuchungen, die Angst vor Rückfällen und Neuerkrankungen und die damit verbundene Unsicherheit über den Verlauf der Erkrankung und der Zukunft für das eigene Leben beeinträchtigen die Lebensqualität und die Lebensgestaltung.

Auch das Mitansehen und das Miterleben, daß Patienten, die zur selben Zeit behandelt werden, von Treffen zu Treffen schlechter werden, daß der Krankheitsprozeß fortschreitet, daß sie dem Tod zugehen, ist für viele eine große Belastung, macht Angst und konfrontiert mit neuen Fragen.

## 2. Belastungen durch die Behandlung

Viele der behandelnden Maßnahmen werden von Betroffenen als eingreifend, einschneidend und aggressiv erlebt und wegen ihren Begleitumständen, Neben- und Nachwirkungen gefürchtet (Meerwein 1991). Die Krebserkrankung und ihre Behandlung kann die Beziehung zum eigenen Körper sehr beeinträchtigen. Organverluste, körperliche Entstellungen, Einschränkungen in Mobilität und Vitalität haben Einfluß auf das Selbstbild und den Selbstwert eines Menschen und werden so zur Bedrohung der Identität. Der Abschied von Gesundheit, Integrität und Leistungsfähigkeit löst Trauer aus und Fragen nach dem, was im Verfall von körperlichen und psychischen Kräften Perspektiven gibt und Sinn; was in Hinfälligkeit und Hilflosigkeit dem Menschen Würde verleiht (Rösing und Petzold 1992). Dazu kommt, daß das Vertrauen in den eigenen Körper erschüttert wird, daß alle Körpersignale jetzt voller Mißtrauen wahrgenommen werden – aus Angst, sie könnten ein Zeichen für ein Fortschreiten der Erkrankung sein.

### 3. Der Einfluß der Krebserkrankung auf die Kommunikation und das soziale Netz

Tragfähige Beziehungen sind bei der Bewältigung einer Krebserkrankung eine große Hilfe. Doch die Erkrankung ist auch ein Schock für die Familie, die Angehörigen und Freunde. Die damit ausgelöste Bedrohung, Angst und Belastung kann die Kommunikation sehr beeinträchtigen und dazu führen, daß der Kontakt zu den wichtigsten Menschen verarmt, daß sich alle Beteiligten innerlich zurückziehen und vereinsamen, daß Fassungslosigkeit, Verwirrung, Angst, Zuneigung, Sorge um den anderen und beistehen wollen keinen adäquaten Ausdruck finden (Canacakis 1987). Neben die durch die lebensbedrohende Erkrankung aktualisierten Probleme kommen auch die belastenden Gedanken an einen möglichen endgültigen Abschied vom Partner oder Angehörigen – der Schmerz darüber und die Erschütterung für das eigene Leben. Erschwerend ist dabei, daß Krebs in weiten Kreisen „tabu" ist und sich Betroffene und Angehörige in ihren existentiellen Problemen und ihrer Überforderung alleingelassen und in ihren Reaktionen auf die Krise unverstanden fühlen – ja mehr noch, daß sie zu leiden haben an den Wertvorstellungen, Urteilen, Ängsten und Mythen, die die Gesellschaft mit der Erkrankung „Krebs" verbindet (Wilber 1992).

Immer wieder wird in der Arbeit deutlich, wie wichtig ein Gegenüber ist, bei dem sich der Angehörige nicht wieder Sorgen machen muß, ob er mit seinem Schmerz und seinem Nicht-mehr-weiter-können andere belastet – sondern wo er

erfährt, daß seine Angst, sein Schmerz und seine Fassungslosigkeit gesehen werden und Platz haben.

## 4. Die soziale Situation

Die Berufs- und Arbeitsunfähigkeit, das Herausfallen aus der
Welt der Leistung, die Bedrohung der Kompetenz, das Leben
selbständig gestalten zu können, die Abhängigkeit von Hilfe,
finanzielle Unsicherheit sind weitere Bedrohungen der Identität und haben schmerzliche Erfahrungen zur Folge, bedeuten
Abschied und erfüllen mit Trauer (Rösing und Petzold 1992).
Der Verlust von Arbeit bedeutet in vielen Fällen auch der
Verlust von Anerkennung, von gebraucht werden, von Zuge-
hörigkeit, von Sinn und Aufgabe, von Selbständigkeit und
Unabhängigkeit und führt zu Gefühlen von Schuld und Versagen, Sinnlosigkeit und Wertlosigkeit.

Von einer lebensbedrohenden Erkrankung betroffene
Menschen kommen in Kontakt mit Lebensdimensionen, die
uns Gesunden nicht immer zugänglich sind. Ihr Angerührtsein
von Tiefendimensionen und ihre Erfahrung, zumindest zeitweise außerhalb der scheinbar normalen und gesicherten
Wirklichkeit zu leben, verlangt nach Begleitung, die Nikolaus
Gerdes folgendermaßen formuliert:

„Wenn eine Begleitung wirklich gelingt, kann sie die
Betroffenen meines Erachtens vor allem an einer Stelle unterstützen: Sie kann ihnen das Gefühl geben, mit ihrer plötzlich
so brüchig und fragwürdig gewordenen Existenz vielleicht den
Raum des „Normalen", nicht aber den Raum des Menschlichen und Lebendigen verlassen zu haben. Sondern im
Gegenteil: Diesen Raum des Menschlichen und Lebendigen in
seiner wahren Tiefe vielleicht jetzt erst überhaupt zu betreten"
(Gerdes 1986, Seite 55).

**Die Auswertung der ersten drei Jahre an der Beratungsstelle**

Der Erstkontakt erfolgt in den allermeisten Fällen telefonisch
in den Telefonzeiten Montag bis Freitag von 10–12 Uhr und
Donnerstag von 17–19 Uhr. Im Bedarfsfall ist es auch möglich,

einen Hausbesuch oder einen Krankenhausbesuch zu vereinbaren – besonders dann, wenn ein(e) Betroffene(r) schon vor
der Verschlechterung seines Gesundheitszustandes Kontakt
mit der Beratungsstelle hatte.

Ganz wichtig ist natürlich der Kontakt zu anderen Institutionen und Hilfseinrichtungen des Landes und ins benach-
barte Ausland. Die inzwischen entstandene Zusammenarbeit
ist sehr erfreulich und für die Arbeit an der Beratungsstelle der
Krebshilfe von großer Bedeutung.

| **Berichtszeitraum** | 6/92–5/93 | 6/93–5/94 | 6/94–5/95 |
|---|---|---|---|
| Telefonanrufe | 554 | 766 | 1174 |
| Personen, die an die Beratungsstelle gekommen sind, um Krankenbesuch gebeten haben | 77 | 118 | 119 |
| Termine an der Beratungsstelle (jeweils 2 h) | 237 | 253 | 268 |
| Hausbesuche | 44 | 71 | 113 |
| Krankenhausbesuche | 12 | 56 | 38 |
| Telefongespräche zwischen vereinbarten Terminen aufgrund Krisensituationen | 77 | 175 | |

In Einzelfällen erfolgte die telefonische Begleitung über
Wochen.

Nicht mitberechnet sind dabei notwendige Kontakte mit:
– Angehörigen, behandelnden Ärzten,
– Selbsthilfegruppen, Psychotherapeuten und Sozialarbei-
  tern,
– mobilen Hilfsdiensten, Institutionen und Hilfseinrichtungen.

*Beratung und Therapie an der Beratungsstelle*

| Kontaktdauer an der Beratungsstelle | 6/92–5/93 | 6/93–5/94 |
|---|---|---|
| Einmalig | 29 = 38% | 51 = 43% |
| Mehrmalig (bis zu fünf mal) | 31 = 40% | 42 = 36% |
| Längerfristig (mehr als fünf mal) | 17 = 22% | 25 = 21% |

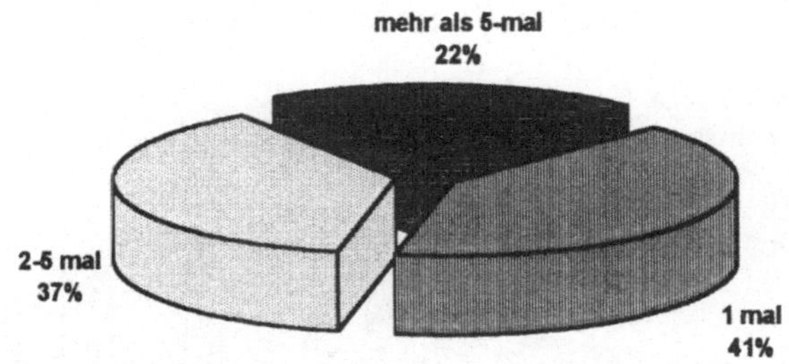


**Abb.1.** Kontaktdauer an der Krebshilfe Beratungsstelle
(3. Juni 1992 bis 2. Juni 1994)

## Telefonische Erstkontakte

Die Telefonanrufe wurden in einem Dokumentationsbogen festgehalten, in dem die folgenden Fragen nach Gruppen beantwortet worden sind. Dabei waren Mehrfachangaben beim Frageschwerpunkt (5) und bei der Art der Hilfestellung (6) möglich.

Bei den meisten Gesprächen war eine gute Dokumentation möglich. Allerdings wurden an die Anrufer bewußt keine Zusatzfragen um der Statistik willen gestellt.

## Bezug zum Krebs

Unter den Nichtbetroffenen finden sich teilweise auch MitarbeiterInnen aus medizinischen und anderen sozialen Institutionen. Die rein Professionellen wurden erst ab 1. 6. 1994 extra erfaßt. Andererseits sind dies auch Menschen, die Fragen zur Krebserkrankung haben.

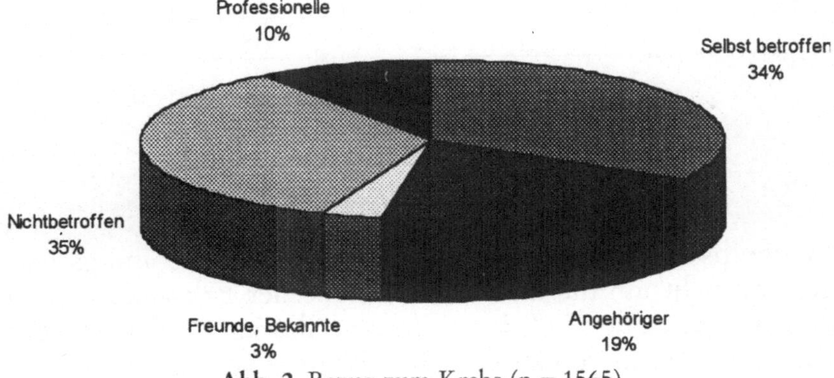


**Abb. 2.** Bezug zum Krebs (n = 1565)

## Krebshilfe bekannt durch:

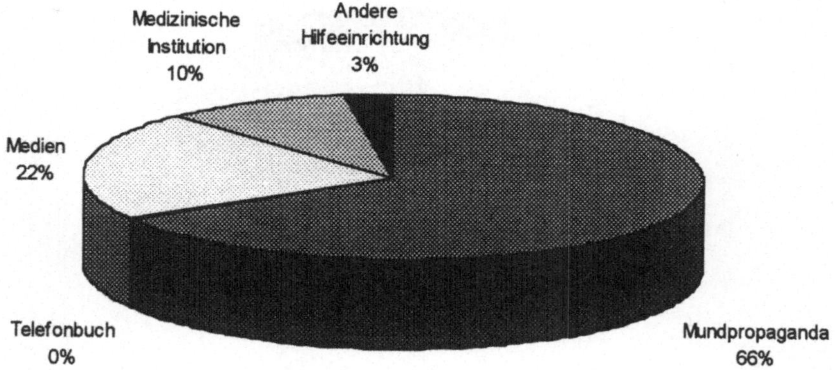


**Abb. 3.** Krebshilfe bekannt durch (n = 996)

## Tumorart der Betroffenen

| Tumorart | Gesamt | Prozent |
|---|---|---|
| Brust | 301 | 47,18 |
| Lunge | 46 | 7,21 |
| Magen/Darm | 78 | 12,23 |
| Gebärmutter/Ovar | 58 | 9,09 |
| Prostata | 6 | 0,94 |
| Leukämie/Lymphom | 44 | 6,90 |
| Haut | 10 | 1,57 |
| HNO | 21 | 3,29 |
| Kopf | 23 | 3,61 |
| Allgemein | 51 | 7,99 |
| n = | 638 | 100,00 |

## Krankheitsstadium

In der psychotherapeutischen Arbeit an der Beratungsstelle
geht es nicht um die medizinische Seite der Erkrankung sondern um das „Leiden" daran. Infolge dessen werden manche
Patienten, die in somatischer Remission sind, aufgrund ihrer

psychisch anhaltenden Erkrankung auch als „krebskrank"
eingestuft.

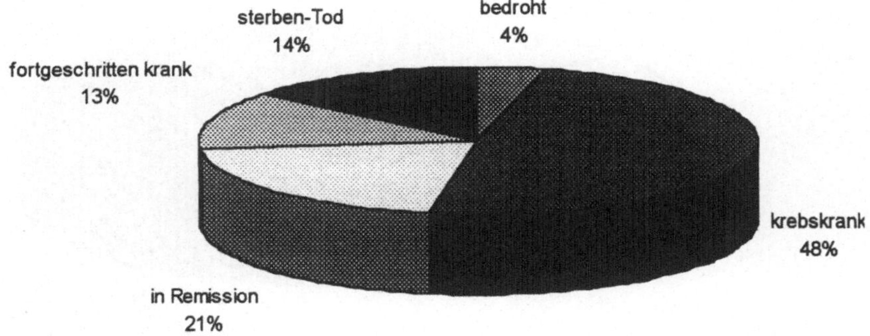


**Abb. 4.** Krankheitsstadium (n = 742)

## Schwerpunkt

| Fragenschwerpunkt | Gesamt | Prozent |
|---|---|---|
| psychische Belastung | 576 | 52,55 |
| Partnerprobleme | 21 | 1,92 |
| Familienprobleme | 54 | 4,93 |
| sozialrechtlich | 90 | 8,21 |
| Chirurgie | 25 | 2,28 |
| Strahlentherapie | 28 | 2,55 |
| Chemotherapie | 29 | 2,65 |
| Ernährung | 34 | 3,10 |
| Alternative | 15 | 1,37 |
| Spenden | 39 | 3,56 |
| Rehabilitation | 29 | 2,65 |
| sonstige Fragen | 156 | 14,23 |
| n = | 1096 | 100,00 |

## Art der Hilfestellung

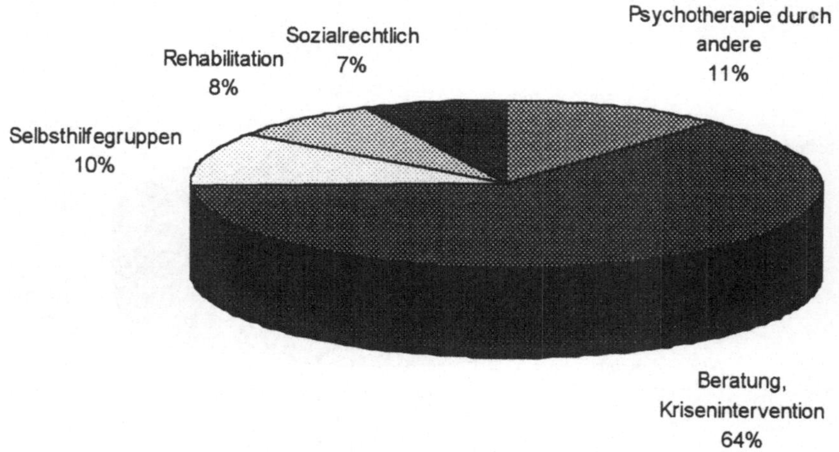


**Abb. 5.** Hilfestellung (n = 325) + 751 Sachinformationen

## Literatur

Canacakis J (1987) Ich sehe deine Tränen. Kreuz Verlag, Stuttgart
Gerdes N (1986) Der Sturz aus der normalen Wirklichkeit und die Suche nach Sinn. In: Schmidt W (Hrsg) Jenseits der Normalität. Leben mit Krebs. Kaiser Verlag, München
Gerdes N (1986) Der Sturz aus der normalen Wirklichkeit und die Suche nach Sinn. In: Schmidt W (Hrsg) Jenseits der Normalität. Leben mit Krebs. Kaiser Verlag, München, S 55
Leshan L (1993) Diagnose Krebs. Wendepunkt und Neubeginn. Klett-Cotta, Stuttgart
Meerwein F (1991) Einführung in die Psycho-Onkologie. Huber, Bern
Petzold H (1993) Integrative Therapie, Modelle, Theorien und Methoden für eine schulenübergreifende Psychotherapie. Junfermann-Verlag, Paderborn
Rösing I, Petzold H (1992) Die Begleitung Sterbender. Theorie und Praxis der Thanatotherapie. Junfermann-Verlag, Paderborn
Wilber K (1992) Mut und Gnade. Scherz Verlag, Boston

# Katathym-imaginative Psychotherapie und Imaginationstechniken in der Psychotherapie Krebskranker*

M. Hartmann

## 1. Zum derzeitigen Stand der Psycho-Onkologie

Die konkrete psychotherapeutische Arbeit mit Krebserkrankten stellt z. Zt. quantitativ nur den kleinsten Arbeitsbereich in der Betreuung dieser Patienten dar. Lediglich 2% aller Kranken, die unter einer der bisher bekannten 200 Krebskrankheiten leiden, nutzen in Deutschland derzeit überhaupt psycho-soziale Angebote der Beratung und weiteren Betreuung; von dieser geringen Anzahl wiederum kommt lediglich nur ein kleiner Teil der Kranken in fundierte psychologische und psychotherapeutische Behandlung. Dies betrifft sowohl das stationäre wie auch das ambulante Setting; in beiden steht derzeit eher die Einzeltherapie als die Gruppenbehandlung im Vordergrund des Versorgungsangebots.

Psycho-Onkologie meint als Arbeitsgebiet auch die Grundlagenforschung im durchaus medizinischen Sinne und sie betrifft auch andere wissenschaftliche Grundlagenfächer, wie z. B. die Biologie, die Immunologie/Biochemie und sozusagen als neuestes Grundlagenfach, die Psycho-Neuro-Immunologie (PNI). Und auch dies ist zum gegenwärtigen Zeitpunkt bereits zu konstatieren: viele der aktuell zugänglichen Forschungsergebnisse haben noch nicht ausreichend Bezug zur

---

* Überarbeiteter Vortrag, gehalten auf dem 7. Internationalen Kongreß für K.i.P., 20.–21. 5. 1995 in Würzburg

konkreten praktischen Arbeit mit Krebskranken im Rahmen von Psychotherapie. So sind beispielsweise die experimentell erreichten Konditionierungen des Immunsystems, wie Klosterhalfen u. a. [s. hierzu: Schulz und Raedler (1986)] sie insbesondere bei Geruchs- bzw. Geschmackskonditionierungen erarbeiteten, noch nicht ausreichend validiert, um z. B. Rückschlüsse von psychotherapeutischen Interventionen auf somatische und vor allem auf maligne Prozesse zuzulassen.

Ein weiterer Punkt aus der Forschung bezieht sich darauf, daß der Nutzen allgemein als gesichert angesehen wird, psychologische, psycho-soziale und/oder psychotherapeutische Hilfen überhaupt Krebskranken anzubieten als weitere Möglichkeit, Lebensqualität (Aulbert und Niederle 1990) über medizinisch relevante Parameter hinaus auch in anderen Lebensbereichen zu erhalten, zu ermöglichen, zu verbessern. Insbesondere in Deutschland haben sich eine Reihe von psychotherapeutischen Kolleginnen und Kollegen seit Ende der 80iger Jahre darum verdient gemacht, durch wissenschaftliche Konferenzen, wie z. B. den Heidelberger Symposien zur Lebensqualität, diesen Fragen forschungs- und praxisbezogen nachzugehen. Der Begriff Lebensqualität hat inzwischen einen Großteil der bisherigen, verhaltensmedizinisch orientierten Coping- und Streßforschung in der Wissenschaft verdrängt bzw. diese bisherigen Konzeptionen zu neuen Fragestellungen geführt [wie z. B. die Postulierung von Konzepten zur Salutogenese, die „eigentlich" gar nicht so neu sind; z. B. Müller-Eckard (1954)].

Im Bereich der medizinischen Primärversorgung Krebserkrankter sind inzwischen unterschiedliche psychologische Hilfen mit guter bis ausreichend effektiver Wirkung durchaus bekannt, wie z. B. die Modifizierung ärztlicher Gesprächsführung bei Diagnoseeröffnung, bei der Vorbereitung zu Operationen, oder bei der psychologischen Behandlung von erwartbaren körperlichen Nebenwirkungen bei Chemotherapie oder Bestrahlung. Insbesondere imaginativen und hypnotherapeutischen Konzepten kommt hier bereits besondere praktische Relevanz zu. Gleichwohl betreffen diese Interventionsstrategien nicht ausschließlich die Psychotherapie im engeren oder gar im klassischen Sinne; so werden diese Strategien und Techniken oft auch in Beratung und im psycho-sozialen Umfeld eingesetzt.

Zu berücksichtigen sind ferner in diesem Arbeitsgebiet die inzwischen z. T. schwierigen und auch folgenschweren sozialen (und in zunehmenden Maße: finanziellen) Probleme der Patienten, wie der Verlust der Arbeitsfähigkeit, des Arbeitsplatzes und damit auch des bisher gewohnten sozialen Status, die zusätzlich psychotherapeutische Maßnahmen mit tangieren (können). So werden u. U. auch andere Betreuungsformen notwendig (Sozialberatung, Schuldnerberatung, Korrektur erlittener Funktionsbeeinträchtigungen wie z. B. durch logopädische Behandlung, Anus-praeter-Beratung usf.); auch diese Maßnahmen können und sollten i. S. einer „integrativen Psycho-Onkologie" (Hartmann 1996) als psychologische Hilfen angesehen und die Betreuer entsprechend geschult werden.

Wenn wir von einem psychotherapeutischen Standpunkt her uns den Patienten nähern, so sollten diese genannten Aspekte mitberücksichtigt werden. Denn sie spielen in unterschiedlicher Weise eine Rolle im Leben und Erleben des Patienten, prägen seine Realität auch sehr stark, und er wird diese Eindrücke wiederum auch mitbringen in den therapeutischen Prozeß. Dies zu ignorieren wäre demnach auch eine Leugnung auf Seiten der Behandler; überhaupt sind Parameter des Therapeuten auch wesentlich mitzuberücksichtigen, entsprechend der von Bartl und Besendorfer (1989) für die Arbeit mit psychosomatischen Patienten als Leitlinie empfohlenen Trias von „Wärme, Rhythmus, Konstanz". Die Kontrolle und besondere Beachtung und Aufmerksamkeit von Gegenübertragungsreaktionen sollte dabei zusätzlich (wie z. B. in Balint- oder Supervision-, resp. Intervisions-Gruppe) mit berücksichtigt werden.

## 2. Aktuell relevante Ergebnisse bisheriger Forschung

Im Einklang mit der aktuellen Forschung sollte zunehmend deutlicher davon Abstand genommen werden, mit einem impliziten Modell einer sog. „Krebs-Persönlichkeit" (oder des „Typ C") diesen Patienten eine subjektive Theorie von Krankheitsgenese oder gar von Gesundung aufdrängen zu wollen [s. hierzu Schwarz (1993)]. Dies schließt nicht aus, gewisse Muster oder Ähnlichkeiten bei Krebserkrankten festzustellen, aber wir sollten uns darüber bewußt sein, daß es sich um post-hoc-Attribuierungen und nicht um objektive Realitäten handelt.

Desweiteren ist inzwischen nun hinlänglich bekannt, daß bekannte Psychosomatik-Konzepte auch bei chronisch verlaufenen malignen Erkrankungen durchaus hilfreiche und interessante Aspekte für psychotherapeutische Interventionen im Einzelfall liefern können; daß diese aber nicht generell, ausschließlich oder gar analog auf Tumorpatienten übertragen werden dürfen. Und nur in den allerseltensten Fällen wird Psychotherapie aus Opfern die Helden machen können, die sich manche (auch zur eigenen Angstabwehr) wünschen.

Zum gegenwärtigen Stand kennzeichnet die seriöse Psycho-Onkologie vor allem Bescheidenheit, aber auch Mut: Mut, bestehende Grenzen zu akzeptieren, weil nur dies die Grenzen erweitert, nicht aber deren Einreißen oder gar Zerstörung. So ist auch hier ein Wandel zu konstatieren: Vom ursprünglichen Versuch einer als „ganzheitlich" gekennzeichneten Behandlung, mit der aufgrund der vielen zu berücksichtigenden Detailaspekte eher grandioses Denken als wirklich konkret hilfreiches Tun deutlich wurde, geht es nun um integratives Arbeiten der verschiedenen Behandlergruppen und unterschiedlicher Behandlungskonzepte. Inzwischen ist deutlich geworden, daß alle bekannten Psychotherapieverfahren bei diesen Kranken angewendet werden und hilfreich sein können. Nicht steht der bisher (und besonders in den 80iger Jahren) favorisierte und als irrtümlich zu bewertende Kampf gegen „den Krebs" im Vordergrund des psychotherapeutischen Tuns, sondern die Förderung zu realitätsgerechter Bewältigung und Wandlung der veränderten leiblichen und psychischen Situation. Dabei sind die Psychotherapeuten vielleicht Gärtner, oft sind wir auch lediglich verspätete Gäste an der Tafel beim Lebensmahl des Kranken (Hartmann 1995a), immer sind wir aber, wenn wir nun diese Arbeit wirklich tun wollen, ganz als Mensch gefordert, auch in unserer Ernsthaftigkeit, in unserem Wissen um Endlichkeit, in unserer Leidensfähigkeit: diese Aspekte sind noch einmal dort bedeutsam, wenn wir den Patienten vorgegebenen Bildern und Motiven zur Imagination aussetzen, ohne uns vielleicht ausreichend Rechenschaft abgelegt zu haben über die Frage, was damit tatsächlich erreicht werden kann und erreicht werden soll. So erwecken manch sensationell anmutende Fallvignetten den Eindruck, eher etwas über Gegenübertragungsagieren zu erfahren als über wirksame therapeutische Hilfen; in diese Kritik beziehe ich insbesondere die momentan populären und verbreiteten „Sterbemeditationen" ein. Nicht die Beliebigkeit und vielfältige Verfügbarkeit bekannter Motive und Motivvorgaben sollte Behandler zu Aktionismus gegenüber Krebserkrankten Patienten verführen, sondern das notwendige Abklären und Reflektieren des therapeutischen Prozesses, des Entwicklungsstandes, der psychologischen Diagnose und das Kriterium der Kontraindikation sollten Leitlinien psychotherapeutischen Handelns sein.

So bedarf diese Arbeit sehr der Klärung auf Seiten des Behandlers; ihm obliegt es, jenen günstigen Zeitpunkt wohlbegründet zu finden, der das Öffnen der Fenster der Seele möglich machen kann. Wo auch immer mit Imaginationen gearbeitet wurde und gearbeitet wird, dort ist auch bekannt und deutlich geworden, daß den Techniken zur Förderung der Selbstwahrnehmung nicht nur die Kraft der Phantasie und Freiheit innewohnt, sondern daß sie auch Unbewußtes zu Tage bringen können, das wiederum belastend für das Ich sein kann. Zu dieser Vorsicht regen insbesondere die inzwischen vielfältigen Erfahrungen mit jener als „Simonton-Methode" bekanntgewordenen Arbeitsweise an, die z. Zt. bedauerlicherweise oft noch als Standardmethode in der Betreuung von Tumorkranken eingesetzt wird, und die als „schein- oder para-psychologisch" zu bezeichnen wäre. Es ist inzwischen deutlich geworden, daß mit dem Vorgehen der sog. „Visualisierung", mit dem der Patient in der Entspannung sich vorstellen soll, wie sog. weiße Blutkörperchen den Tumor zerstören, langfristig mehr psychischer Schaden angerichtet wird, als daß dieses Vorgehen wirklich hilfreich wäre [Hierüber habe ich verschiedentlich berichtet, u. a. bereits in meinem Buch zur Psycho-Onkologie (1991), und dann in diesem Jahrbuch

(1992)]. Man kann eben nicht eine Krebserkrankung totgucken und sie damit auf Dauer leugnen. Bei seinem Aufenthalt in Deutschland im November 1994 hat Carl Simonton sein Visualisierungskonzept des damaligen Buches „Wieder gesund werden" als nicht mehr angemessen bezeichnet; vielmehr favorisiert er inzwischen, wie andere auch, eher Konzepte nach LeShan (1993), die auf die Förderung von Ressourcen gerichtet sind und allgemeine Strategien zur Entstressung.

Erfreulicherweise hat hierzu Leuner im nun in 3. Auflage vorgelegten und überarbeiteten „Lehrbuch der Katathym-imaginativen Psychotherapie" insbesondere auf die Arbeiten meiner österreichischen Freunde und Kollegen Sokal, Centurioni, Harrer und Ladenbauer, rekurriert, die ihrerseits einen Teil meiner selbst entwickelten Konzepte ergänzt, übernommen, weitergenutzt und zu teilweise neuen Strategien geführt haben. So verfolgen wir nun nicht mehr (und damit im Gegensatz zu Simonton) ein dualistisches Freund-Feind-Konzept vom Kranksein als ausschließlich negativer Botschaft, sondern orientieren uns auch an der positiven Konnotation, die oft als Aufforderung zur Wandlung interpretiert werden kann. Wir fördern diesen Prozeß nach einer Imagination insbesondere durch die andernorts bereits 1985 publizierte Technik des Malens erlebter Vorstellungen mit der nicht-dominanten Hand (Hartmann 1985). Hiermit wird oft ein Zugang zu Resourcen geschaffen, die im Sinne übergeordneter Metaphern (wie der des „Lebenstraums" oder der „Lebensmelodie" nach LeShan) gut integriert werden können.

Leuner hatte bereits früher (1987, S 204) sich zurückhaltend gegenüber dem Konzept von Simonton geäußert, so beispielsweise mit seinem Hinweis, daß die Dominanz von Führungsgestalten nicht nur evoziert wird durch einen hohen Anteil suggestiven Wirkens des Therapeuten, sondern auch, daß ein solches Vorgehen der Förderung eines kreativen Entwicklungsprozesses, der als eher ich-syston gewertet werden könnte, deutlich widerspricht. Auch erschien es ihm fraglich, „. . . ob der angestrebte Reifungsprozeß des Ich durch die Förderung der Abhängigkeit von Introjekten, als welche Führungsgestalten (wie „der Ratgeber") zu betrachten sind, auf Dauer sinnvoll" sei. Weiterhin verwies er auf die eher „abwartenden, gewährenden und betont nicht-suggestiven" Einstellungen der KB-Therapeuten und der KB-Technik im Unterschied zu den Vorgaben der Visualisierungskonzepte.

Überhaupt kennen wir ja schon seit längerem im KB die Möglichkeit, nicht nur abwartend, gewährend und regressionsorientiert zu arbeiten, sondern uns auch um Progression (im positiven Sinne) zu kümmern, ja, diese auch durch die bereits erwähnte psychosomatische Trias von Bartl („Rhythmus, Wärme, Konstanz") im therapeutischen Prozeß durchaus erwarten zu dürfen und erwarten zu können. Nur sind diese progressiven Tendenzen nicht primär im Bereich somatischer Besserung (und damit auf einer quasi „materiellen" Ebene) zu erwarten, sondern eben auf psychischer und damit (zunächst) „immaterieller" Ebene. Daß diese auf die somatische zurückwirkt, dies wollen wir hoffen; gewiß ist es aber nicht. Hier spielen zuviele unterschiedliche Variablen mit, ganz gewiß auch das Stadium der Krebserkrankung, aber auch die tatsächlich erreichbare Relaxationsfähigkeit des Patienten, sowie seine Introspektionsfähigkeit und seine Regressionsbereitschaft.

Gleichwohl haben wir insbesonders aus der Arbeit mit Krebserkrankten im KB bzw. der K.i.P. eine Weiterentwicklung der Methode zu erwähnen, die sich als „Technik der Gegenimagination" (Harrer) inzwischen etabliert hat. Mit ihrer Hilfe ist es möglich, Gegenübertragungstendenzen des Therapeuten zu Bildern und diese Imaginationen als zusätzliches Diagnostikum mit einzusetzen. Damit wird eine bessere Dichte zum Entwicklungsprozeß des Patienten erreicht.

### 3. Spezielle Aspekte zu KB und verwandten imaginativen Konzepten

Im Unterschied zu anderen bislang bekannten Imaginationstechniken ermöglicht das KB, auch als „Symboldrama" bezeichnet, insbesondere ein strukturiertes therapeutisches Vorgehen, und es zeichnet sich als ein „kreatives Verfahren der Psychotherapie" (Leuner 1987, S 16) aus, daß „den Einfallsreichtum des Therapeuten wie des Patienten zu fördern vermag" (ibid.). Ganz entscheidend ist hier die Reihenfolge der Akteure: der Behandler ist vor allem in seinen Kompetenzen und in seiner eigenen Imaginationsfähigkeit gefragt – ein besonderer Umstand, verglichen mit anderen Psychotherapie-Methoden, der sich hier, in der Arbeit mit lebensbedrohlich Erkrankten, oft als äußerst bedeutsam erweist. Denn im Gegensatz zu den verbal orientierten Verfahren sind ja die Interventionen des Therapeuten unvergleichlich verbindlicher. Dies sollte immer wieder neu bedacht und reflektiert werden. Folglich macht es Sinn, vom KB her in der Arbeit mit Krebserkrankten zwar konfrontativ zu sein, jedoch nicht, die Patienten mit Imaginationen und schlecht oder gar falsch selektierten Imaginationen zu überfordern; denn es ist ja nicht die Imagination, die hilft, sondern die daraus abgeleitete und manchmal im präverbalen Erleben verbleibende individuelle Symbolisation des Patienten selbst. In der von mir speziell für die psychologische Behandlung von Krebskranken entwikkelten „Technik der Visuellen Symbolisation" (Hartmann 1991, S 221–253) wurde diesen Aspekten besondere Beachtung geschenkt. Die aus dem KB bekannte Technik des an den Tagtraum anschließenden Malens der erlebten Imagination sollte dabei unverzichtbarer Bestandteil des Behandlungssettings sein. Damit kommt der Nachbearbeitung von KB- (oder von einfach „inneren") Bildern besonderer Stellenwert in der Psychotherapie zu. Verschiedene KB-Autoren haben hierfür inzwischen reichlich Beispiele geliefert, wie z. B. Eibach und Klessmann in ihrem kürzlich (1993) publizierten und sehr anschaulich gestalteten Buch „Wo die Seele wohnt – das imaginäre Haus als Spiegel menschlicher Erfahrungen und Entwicklungen". Dort schreibt Eibach u. a.:

„Wenn der Körper erkrankt, leidet die Seele mit. ... Bei wiederholten Imaginationen von Schwerkranken erlebten wir, daß die Seele nicht nur das krankhafte Geschehen in seinem Verlauf darstellte, sondern auch Wege der Bewältigung, ja, hilfreiche Wege auf das Ende hin abbildete". Und weiter fiel den Autoren auf, „. . . daß die Häuser schon zu einem frühen Zeitpunkt der Erkrankung durch Rückzug und Vereinsamung gekennzeichnet waren", daß es aber teilweise auch gelang, Irritationen über die bildhaften Aussagen von Todesphantasien zumindest teilweise befriedigend zu bearbeiten.

Damit möchte ich nun einige grundsätzliche behandlungstechnische Aspekte imaginativer und K.i.P.-spezifischer Therapie für die Arbeit mit Tumorkranken zur Anregung hier nennen:

1. Der Behandler sollte zumindest den gleichen Kenntnisstand über die somatische Gesamtsituation haben wie der Patient. Dies betrifft auch das Wissen um aktuelle Krankheitsdaten, inkl. Tumorstadium, sowie die weiteren medizinischen Maßnahmen; dies auch, hier am Rande vermerkt, bezüglich eventuell relevanter „Nebenbeziehungen".

2. In den ersten drei bis sechs Monaten nach Diagnosestellung und somatischer Primärversorgung sollte keinerlei zu konfrontative psychotherapeutische Arbeit geleistet werden. Allenfalls ein supportives Begleiten erscheint angemessen, da die Kranken in dieser Zeit mit zu vielen und zu unterschiedlichen Aufgaben sowieso schon konfrontiert sind, und ein zu sehr forderndes psychotherapeutisches Vorgehen eher mögliche Widerstände provoziert. Dies schließt nicht aus, Blumentest und die Motive von Wiese oder Bach auch öfter einzusetzen, z. B. im Sinne des narzißtischen Auftankens.

3. Bereits in diesem Abschnitt der Betreuung sollte vom Behandler mit ermöglicht werden, daß der Patient zu regelmäßiger Entspannung kommt, sei es durch eine Technik, die er bereits beherrscht (Autogenes Training oder Jacobson-Relaxation), oder durch eine Methode, die er relativ rasch lernen kann, wie z. B. Selbsthypnose (Ebell 1994) oder die einfache 3-2-1-Technik (Hartmann 1991, S 214–216). Ein transportables PGR-Biofeedback, das über eine Schnittstelle zum PC verfügt und somit auch Entspannungsverläufe graphisch darstellbar und verarbeitbar macht (Hartmann 1995b), kann beispielsweise hierzu gut genutzt werden.

4. Wenn eine ambulante Einzeltherapie möglich wird, so sollte sie mit durchschnittlich zwei Sitzungen pro Woche auf eine Dauer von zunächst drei Monaten konzipiert werden. Die damit erreichbare Zahl von ca. 20 Sitzungen entspricht z. Zt. in etwa den bekannten Sitzungsfrequenzen für Patienten mit erfolgreicher Krankheitsbewältigung,

wobei wir jedoch derzeit noch von vorsichtiger Einschätzung ausgehen müssen. Denn es entscheidet ja nicht die Quantität der Sitzungen, sondern deren Qualität. Weiterhin sind das Krankheitsstadium, Einschränkungen physischer Belastbarkeit und eventuelle medikamentöse Nebenwirkungen mit zu berücksichtigen für die Gestaltung der psychotherapeutischen Behandlung.

5. Zum strukturierten Vorgehen des KB kann man sich zunächst durchaus an den Standardmotiven von „Blumentest", „Wiese", „Bach" (hier aber besonders: „Quelle") und „Berg" orientieren. Aus der Praxis heraus ist dann eine leichte Modifizierung zu empfehlen, wenn nämlich das Motiv „Waldrand" vor dem des „Hauses" gebildet wird. Mit dieser Umstellung werden u. U. schon frühzeitig Ängste und Ängstigungen deutlich, die auf der Subjekt- wie auf der Objektstufe manifest werden können.

6. Kommen wir nun zu weiteren Spezifizierungen und Modifikationen des KB bei Tumorpatienten. Es interessiert ja in diesem Kontext zunächst eher die Förderung des Erlebens als der Versuch einer symptomatischen Behandlung auf psychischer Grundlage. Dabei können einige aus dem KB selbst abgewandelte Elemente ebenso eingesetzt werden, wie Details und Spezifika aus anderen Verfahren.

So ist es als sehr hilfreich zu werten, wenn wir der frühen Arbeit von Freiwald et al. (1975) folgen, die Patienten mit Organläsionen im KB so behandelten, daß diese nicht das beschädigte Organ imaginierten, sondern ein gesundes. Diese Modifikation der Technik „Inspektion des Körperinneren" ist in meinem Konzept zur Behandlung Tumorkranker zur Standardintervention dort geworden, wo ein langfristiges Arbeiten möglich ist. Sie stärkt nicht nur die therapeutische Beziehung, sondern sie fördert vielmehr die Anerkenntnis und das Erleben seitens des Patienten, trotz schwerwiegender Erkrankung auch über „Gesundes" zu verfügen. Dies knüpft an mein CENTERING-Modell zur Selbsthilfe Krebskranker an, in dem ja der Fokus auf die Stärkung verfügbarer Resourcen gelegt wird.

Eine weitere Abwandlung aus imaginativen Konzepten betrifft die Modifizierung, mit der nicht Krebszellen visualisiert werden, sondern die durch die bisherige medizinische Behandlung erschöpften und bereits zerstörten Zellen. Auch damit wird die intrapsychisch relevante Kompetenz des Patienten gestärkt, mit der er sich emotional weiterentwickeln kann, so z. B. in nachhaltiger Überwindung von bisher belastender Angst und Unsicherheit. Diese Modifizierung ist essentieller Bestandteil der „Technik Visueller Symbolisation" (TVS; [ausführlich in: Hartmann (1991) bzw. (1992); die TVS ist Teil des CENTERING-Modells]), die ja neben der Selbsthilfe für Patienten u. a. auch für die Praxis jener Kolleginnen und Kollegen gedacht und geeignet ist, die nicht über ausreichende Erfahrungen mit Tagtraumtechniken wie dem KB verfügen. Hier, im Rahmen von KB-Therapie, stellt diese Modifizierung eine spezifische Erweiterung dar.

Schließlich möchte ich noch eine weitere Ergänzung kurz nennen, die aus unserer psycho-onkologischen Werkstatt stammt, die zwischen 1992 und 1994 federführend und dankenswerterweise vom Kollegen und Hypnotherapeuten Renartz in Mainz ins Leben gerufen und geleitet wurde. Er entwickelte die inzwischen als „Mirakeltechnik" bekanntgewordene hypnotherapeutische Vorgehensweise, mit der lediglich symbolisch in einem Spiegel eine einzige Krebszelle imaginiert wird; wird der Spiegel umgedreht, so imaginiert der Patient die Vielzahl von Abwehrzellen, die erfolgreich die eine Zelle zerstören (Im Unterschied zu sonst bekannten Techniken der Motivvorgabe handelt es sich hier jedoch um eine komplexe Strategie auf mehreren, unterschiedlichen Ebenen. Aus der hier gegebenen Beschreibung ist die Technik selbst nicht ableitbar!). Diese Strategie korrespondiert sehr gut mit jener der „Körperannahme" aus der TVS (Hartmann 1991, S 247–250), und diese beiden neuen Techniken weisen Parallelen zur KB-Technik des „Bannens" (Leuner 1987) auf.

Nach bisherigen Erfahrungen kann davon ausgegangen werden, daß in einigen, wenngleich nicht in allen Fällen durch Methoden und Ergänzungen der K.i.P. Krebserkrankten durchaus gut und effektiv geholfen werden kann, die Krankheitserfahrung aktiv und emotional befriedigend zu bewältigen. Daß sie dabei auch auf der somatischen Ebene profitieren ist manchmal, aber eben nicht immer, ein ermutigendes Zeichen für die Wirksamkeit dieser psychotherapeutischen Verfahren. Diese wiederum verlangen von Behandlern, insbesondere auf der Symbolebene sich auch mit Bildern zu beschäftigen, die oft genug belastend, bizarr und im Kontrast zu sonstigen Phantasieprodukten durchaus auch verrückt sind. So sollten Symbolisierungen wie Stein, Mauer, Baum, Höhle, Tor, Dreieck oder Kreis, die z. T. bereits von Eibach (1987) als relevant bei Sterbenden berichtet wurden, auch bei Krebskranken in Frühstadien beachtet und psychologisch vorsichtig gelesen, ggf. interpretiert werden. Sich verantwortlich fühlende KB-Therapeuten werden in dieser Arbeit mit Schwerkranken sicher auch die Erfahrung machen können, daß es trotz zunächst schlechter medizinischer Diagnose zu beeindrukkenden und stabilisierenden Wandlungen auf der psychischen und manchmal zugleich auf der somatischen Ebene bei den Kranken kommen kann. Und sie werden dabei auch, jenseits der Suche nach dem Faszinosum von Heilung und jenseits des Mystisch-Sensationellen, die Tiefe und Bedeutsamkeit des Goethe-Zitats erleben, das Prof. Leuner seinerzeit der 2. Auflage seines Lehrbuches zum KB voranstellte:

„Bilder und Worte sind Korrelate, die sich immerfort suchen."

Unsere Aufgaben und Möglichkeiten als Behandler liegen in der Arbeit mit krebserkrankten Mitmenschen somit darin, diese Suche zu fördern, sie zu entwickeln, und Verstehens- wie Übersetzungsarbeit gleichermaßen zu leisten, die das Unfaßbare des Geschehens in die eigene Lebensgeschichte des Patienten nicht nur sinnhaft zu integrieren weiß; sondern dieses Geschehen auch zu transformieren auf eine Ebene von Leben und Erleben, die es dem Kranken ermöglicht, im Leben zu sein.

## Literatur

Aulbert E, Niederle N (Hrsg) (1990) Die Lebensqualität des chronisch Krebskranken. Thieme, Stuttgart New York
Bartl G, Pesendorfer F (Hrsg) (1989) Strukturbildung im therapeutischen Prozeß. Literas, Wien
Bürckstümmer E, Burmeister J, Winkler G, Würthner K (Hrsg) (1995) Psychotherapie in Rehabilitationseinrichtungen. Roderer, Regensburg

Centurioni C, Harrer M (1993) Integration imaginativer Techniken bei Malignompatienten. In: Leuner H, et al (Hrsg) Katathymes Bilderleben in der therapeutischen Praxis. Schattauer, Stuttgart, S 131–136

Ebell H (1994) Zum Stellenwert der Hypnotherapie im Rahmen eines Gesamttherapiekonzepts. In: Österreichische Gesellschaft für Psychoonkologie (Hrsg) Jahrbuch der Psychoonkologie 1994. Springer, Wien New York, S 91–100

Eibach H (1987) Therapie an der Grenze – Therapie mit Sterbenden. Kind und Umwelt 55: 24–45

Eibach H, Klessmann E (1993) Wo die Seele wohnt. Das imaginäre Haus als Spiegel menschlicher Erfahrungen und Entwicklungen. Huber, Bern Göttingen Toronto Seattle

Freiwald M, Liedtke R, Zepf S (1975) Die Imagination des erkrankten Organs von Patienten mit colitis ulcerosa und funktionellen Herzbeschwerden im experimentellen katathymen Bilderleben. Psychother Med Psychol 25: 15–24

Haag G, Muthny F (1993) Onkologie im psychosozialen Kontext. Asanger, Heidelberg

Hartmann M (1985) Gestaltungsarbeit in der Psychotherapie krebskranker Klienten. Z Beschäftigungsther Rehabil 3: 142–144

Hartmann M (1991) Praktische Psycho-Onkologie. Pfeiffer, München

Hartmann M (1992) Über Visuelle Symbolisation. In: Österreichische Gesellschaft für Psychoonkologie (Hrsg) Jahrbuch der Psychoonkologie 1992. Springer, Wien New York, S 53–63

Hartmann M (1995a) Imaginationstechniken und psychologische Arbeit mit inneren Bildern. In: Bürckstümmer E, et al (Hrsg) Psychotherapie in Rehabilitationseinrichtungen. Roderer, Regensburg, S 45–55

Hartmann M (1995b) Computer-aided-biofeedback. In: Info des Arbeitskreises für AT & PR (im Druck)

Hartmann M (1996) Psycho-Onkologie im stationären Kontext (in Vorbereitung)

Ladenbauer W (1992) Hypnose und Imagination bei Krebs. In: Österreichische Gesellschaft für Psychoonkologie (Hrsg) Jahrbuch der Psychoonkologie 1992. Springer, Wien New York

LeShan L (1993) Diagnose Krebs. Klett-Cotta, Stuttgart

Leuner H (1987) Lehrbuch des Katathymen Bilderlebens. Huber, Bern Stuttgart Toronto

Leuner H (1994) Lehrbuch der Katathym-imaginativen Psychotherapie. Huber, Bern Stuttgart Toronto

Leuner H, Hennig H, Fikentscher E (1993) Katathymes Bilderleben in der therapeutischen Praxis. Schattauer, Stuttgart New York

Müller-Eckhard H (1954) Die Krankheit, nicht krank sein zu können. Klett, Stuttgart

Schulz K H, Raedler A (1986) Tumorimmunologie und Psychoimmunologie als Grundlagen für die Psychoonkologie. Psychoter Med Psychol 36: 114–129

Schwarz R (1993) „Krebs-Persönlichkeit" – Ursache oder Folge der Krebs-erkrankung? In: Haag G, Muthny F (Hrsg) Onkologie im psycho-sozialen Kontext. Asanger, Heidelberg, S 11–26
Simoton O C (1982) Wieder gesund werden. Rowohlt, Reinbek
Sokal I (1990) Bilder der Begegnung. In: König W (Hrsg) Beiträge zur Psychoonkologie. Facultas, Wien
Sokal I (1993) Modell zum Coping in der Krebsnachsorge. In: Leuner H, et al (Hrsg) Katathymes Bilderleben in der therapeutischen Praxis. Schattauer, Stuttgart, S 137–139

# Von der Lebensmelodie Le Shan's zum Autonomiekonzept

G. Linemayr

Wie Sie gemerkt haben, lautet der Titel meines Vortrages anders als im Programm; dies bedarf einer Erklärung. Am Anfang meiner Beschäftigung mit Psychoonkologie standen 2 Bücher: Carl Simontons „Wieder gesund werden" und Lawrence Le Shan's „Psychotherapie gegen den Krebs". Ich war onkologischer Internist und ich war mit dem naturwissenschaftlichen Ansatz zur Krebserkrankung im Lauf der Jahre immer unzufriedener geworden. Die ganzheitliche Auffassung Le Shan's, seine Sicht, die Krebserkrankung im Zusammenhang mit dem Leben und der Persönlichkeit der Patienten zu sehen, haben mich fasziniert und mir den Weg zur Psychoonkologie gewiesen. So haben wir beschlossen, Le Shan's Konzept einmal hier in Ischl vorzustellen. Seit diesem Entschluß sind ungefähr neun Monate vergangen, Zeit genug, um ein entwickeltes und lebensfähiges Kind auszubrüten und zur Welt zu bringen. Das Kind, das also heute das Licht der Welt erblickt, trägt den Namen: Das Autonomiekonzept. Es ist – ausgehend von der „Zeugung" durch Le Shan – das Produkt von Hans Peter Bilek's und meiner jahrelangen Arbeit mit Krebspatienten. Um es gleich vorwegzunehmen: Bei unserem Autonomiekonzept handelt es sich nicht um etwas völlig Neues, es stellt vielmehr eine Synthese und Verdichtung der bisherigen Ansätze in der Psychoonkologie dar, wir glauben, daß wir die unterschiedlichen psychosomatischen Zugänge zur Krebserkrankung sozusagen auf den Punkt gebracht haben.

Lawrence Le Shan's Ansatz nimmt seinen Ausgang von der mittlerweile berühmt gewordenen Geschichte des Patienten

Pedro. Ich nehme an, daß viele von Ihnen diese Geschichte kennen, ich will sie daher nur kurz in Erinnerung rufen. Im Jahr 1960 lernte Le Shan im Krankenhaus den etwa 20jährigen Pedro kennen, der an Morbus Hodgkin erkrankt war. Die Behandlungsmethoden und Heilungsaussichten waren damals – im Gegensatz zu heute – sehr schlecht. Pedro wuchs in der Bronx in New York auf, er kannte seinen Vater nicht und seine Mutter hatte keine Zeit für ihn. Mit 9 Jahren schloß er sich einer Jugendbande an, und fand in dieser eine Ersatzfamilie. Er blühte dort richtiggehend auf und formulierte später: „Die waren einfach richtig für mich."

Mit 16 hatte er die oberste Sprosse in der Bandenhierarchie erklommen, er war der Bandenchef geworden. Er führte ein wunderbares Leben; zeitweise war es ruhig und entspannend, mit Herumlungern, Fernsehen und langen Diskussionen über Sport, zeitweise gab es höchste Anspannung in Prügeleien mit anderen Straßengangs, bei Diebstählen oder Einbrüchen. Doch es ging nicht lange so, Pedros Bande ereilte das übliche Bandenschicksal: Einige Mitglieder waren verhaftet worden, andere erschossen, andere waren zum Militärdienst eingezogen worden und einige waren bürgerlich geworden und hatten geheiratet. Pedro stand plötzlich alleine da. Es gibt nichts Traurigeres und Sinnloseres als einen Bandenchef ohne Bande. Ein Jahr, nachdem sich die Bande aufgelöst hatte, trat bei Pedro die Hodgkin'sche Krankheit auf, die sich rasch verschlechterte. In dieser Phase lernte Le Shan Pedro kennen.

Es war die therapeutische Leistung Le Shan's, mit Pedro die Grundzüge seines Lebensstils und Lebensinhaltes herauszuarbeiten: Für Pedro ganz wesentlich war die Gemeinschaft der jungen Männer, in der sich jeder um jeden kümmerte und in der sich jeder auf jeden verlassen konnte. Wichtig war auch der Rhythmus, die Abwechslung zwischen Phasen der Ruhe, des „Dolce far niente" und Phasen der Anspannung mit „Action" und Kampf. Um es kurz zu machen, Le Shan half Pedro, einen Job bei der Feuerwehr zu bekommen, Pedro brauchte hiefür einen High School-Abschluß, den er mit höchstem Eifer im Fernstudium im Spital nachholte und er brauchte ein Gesundheitszeugnis, bei dessen Beschaffung ihm

Le Shan half. So kam Pedro zur Feuerwehr, wo er das wieder-erhielt, was er verloren hatte: das Gemeinschaftsgefühl einer Männergesellschaft und den Wechsel zwischen Entspannung und Anspannung. Sie wissen, meine Damen und Herren, wie es bei der Feuerwehr zugeht, da gibt es Bereitschaftsdienst, wo man lässig herumsitzt, fernsieht, plaudert und auch kräftig „löscht", und dann gibt es wieder Einsätze mit „Action" und hoher Anspannung. Pedro wurde vollkommen gesund, er lebt noch heute.

Aus dieser Geschichte und aus vielen anderen Fall-geschichten entwickelte Le Shan ein therapeutisches Konzept, welches darauf abzielt, herauszufinden, wie das Leben eines Menschen aussehen muß, damit es wirklich seinen eigenen Bedürfnissen und Vorstellungen entspricht. Es faßte dieses Konzept in dem poetischen Begriff der Lebensmelodie zu-sammen. Le Shan meint damit, daß jeder Mensch eine einzig-artige und unverwechselbare Individualität besitzt, aus der sich zwingend eine ganz bestimmte individuelle Art zu leben er-gibt, ebenso wie eine Melodie in ihrer Tonfolge und in ihrem Rhythmus einzigartig und unverwechselbar ist. Le Shan schreibt dazu: „Die Suche nach sich selbst, die Entdeckung des Lebens, das zu leben dem innersten Bedürfnis entspricht, kann eine der stärksten Waffen gegen die Krankheit sein. Seine eigene Lebensmelodie zu leben, das heißt seinen innersten Bedürfnissen entsprechend zu leben, ist offensichtlich ein wesentlicher gesundheitsstabilisierender bzw. gesundheitsför-dernder Faktor, das konsequente Vermeiden des Lebens nach der eigenen Lebensmelodie ist hingegen ein potentieller Risikofaktor, krank zu werden, bzw. nicht gesund zu werden.

Die therapeutische Leistung ist, die – oft verschüttete – Lebensmelodie eines Menschen herauszuhören und zu formu-lieren, so wie man in der Musik die Noten einer Melodie auf-schreibt. Es ist dann zweitrangig, wie diese Melodie verwirk-licht wird. Hören Sie sich in der Vorstellung eine ganz einfache Melodie an, z.B. „Alle meine Entlein" und dann stellen sie sich vor, die Wiener Philharmoniker spielen unter der Leitung von Claudio Abbado „Alle meine Entlein" und dann stellen Sie sich vor, die Wiener Sängerknaben singen „Alle meine Entlein"; und dann stellen Sie sich vor, der Ostbahnkurti singt und spielt mit seiner Band „Alle meine Entlein". Sie können sich auch vorstellen, daß man zur Melodie von „Alle meine Entlein" einen anderen Text singt, die Melodie wird in jedem Fall unverwechselbar „Alle meine Entlein" sein. Darum geht es! Pedro muß nicht Mitglied einer kriminellen Jugendbande sein, er kann seine Lebensmelodie auch als Feuerwehrmann verwirklichen, und wahrscheinlich gibt es noch eine Reihe von anderen Möglichkeiten.

Soviel zur Lebensmelodie von Le Shan – nun zu unserem Autonomie-Konzept. Unseres Wissens hat sich die psychosomatische Literatur noch wenig mit dem Begriff der Autonomie beschäftigt, Uexküll und Wesiack schreiben allerdings in ihrer Theorie der Humanmedizin, daß in den unterschiedlichen psychosomatischen Schulen ein Konsens darüber besteht, daß den Patienten zu mehr Autonomie zu verhelfen ist.

Das Wort Autonomie setzt sich zusammen aus den beiden altgriechischen Worten „auto" und „nomos" und bedeutet: Der, der sich selbst sein Gesetz gibt, bzw. der, der sich aus sich selbst heraus seinen Namen gibt. Autonom sein bedeutet also, aus sich selbst heraus zu wissen, wer man ist, und dementsprechend aus sich selbst heraus zu leben. Autonomie ist nicht zu verwechseln mit Autarkie, Anarchie oder Egoismus. Wolf Büntig hat hiezu besonders treffend formuliert: „Autonomie heißt nicht, ich tue was ich will, sondern ich weiß, was ich soll!" Um es ganz klar zu machen, möchte ich hinzufügen, daß die Betonung hier auf dem ICH liegt, ICH weiß, was ich soll, das heißt, ich weiß es aus mir heraus und tue es deswegen; es heißt nicht, daß ich von den Anderen übernommen habe, was ich soll und es daher weiß und tue.

Das Bilek-Linemayr'sche Autonomiekonzept formuliert nun die These, daß – ausgehend von einer psychosomatischen Sichtweise zur Krebserkrankung – bei Menschen, die an Krebs erkranken ein Zuwenig an Autonomie festzustellen ist; dieser Mangel an Autonomie bedeutet einen permanenten intrapsychischen Streß, welcher das Entstehen der Krebserkrankung begünstigt. Daraus ergibt sich für die Psychotherapie mit Krebskranken als zentraler Ansatz eine spezifische Unterstützung zur Autonomieentwicklung.

Ich werde mich in der Folge mit den Bausteinen unseres Autonomiekonzeptes beschäftigen und so einerseits Querverbindungen zu und Vergleiche mit den wichtigsten zeitgenössischen psychosomatischen Krebstheorien anstellen und daraus andererseits ableiten, was in der Psychotherapie mit Krebspatienten im Sinne der Optimierung des therapeutischen Ansatzes wesentlich ist.

Das Konzept der Lebensmelodie habe ich bereits vorgestellt, ich wiederhole den zentralen Satz: „Die Suche nach sich selbst, die Entdeckung des Lebens, das zu leben dem innersten Bedürfnis entspricht, kann eine der stärksten Waffen gegen die Krankheit sein." Le Shan beschreibt anhand von zahlreichen Fallgeschichten, wie er bei krebskranken Menschen herausfand, daß sie ihre Lebensmelodie entweder verloren hatten oder noch nie gefunden hatten und wie er ihnen dazu verholfen hatte, ihre persönliche Lebensmelodie zu finden und danach zu leben. Er konnte dabei in vielen Fällen einen ungewöhnlich günstigen Krankheitsverlauf oder sogar Heilungen beobachten. Bei anderen Fällen schien zwar der Krankheitsverlauf unbeeinflußt zu bleiben, die Menschen konnten jedoch ihren letzten Lebensabschnitt oft erfüllter und im Einklang mit sich selbst erleben. Die Parallele zu unserem Autonomiekonzept ist offensichtlich: das Nicht-Leben der eigenen Lebensmelodie entspricht dem Mangel oder Verlust von Autonomie, das Erkennen und Leben nach der eigenen Lebensmelodie hat ein hohes Maß von Autonomie zur Voraussetzung.

In seinem therapeutischen Ansatz entfernt sich Le Shan bewußt und deutlich von der klassischen psychoanalytischen Psychotherapie, er bringt dies so zum Ausdruck: „Bei den in der Tradition verwurzelten Therapien lautet die Frage: „Was fehlt dem Patienten?" Für mich, den Krebstherapeuten, lautet die Frage dagegen grundsätzlich: „Was tut dem Patienten gut?" So verschieden die beiden Fragen sind, so verschieden ist auch die Atmosphäre, die dann bei der einen oder anderen Art der Behandlung vorherrscht". Zitat Ende. Dieser krisentherapeutische Ansatz Le Shan's ist in der Therapie mit Krebspatienten ungemein wichtig, er enthält einerseits im Gegensatz zur klassischen therapeutischen Distanz die Nähe und

Empathie des Therapeuten, die in der Krebstherapie essentiell wichtig ist, andererseits eröffnet er mit der Frage: „Was tut dem Patienten gut?" das weite Feld der Copingstrategien. Allerdings verzichtet Le Shan auf die Frage „Was fehlt dem Patienten?", er verzichtet damit auch auf die Beantwortung der Frage, warum ein Mensch seine Lebensmelodie nicht kennt, nicht lebt, oder verliert!

In unserem Autonomiekonzept stellen wir uns der Frage: „Was fehlt dem Patienten?" Die Antwort lautet: Es fehlt die Entwicklung des wahren Selbst und damit die Autonomie. Von ganz fundamentaler Bedeutung für unser Autonomiekonzept ist also das Konzept vom wahren und vom falschen Selbst, wie es beispielsweise Winnicott, Alice Miller und andere formuliert haben. Das Konzept vom wahren und vom falschen Selbst wurde aus dem Verständnis der narzißtischen Störung entwikkelt, es hatte in der Psychoonkologie bislang bei weitem nicht den Stellenwert wie in der psychoanalytischen Psychosenforschung. Unsere eigenen Beobachtungen zeigen, daß meist schon im Rahmen des Erstgespräches die Entwicklung des falschen Selbst sichtbar wird, wir können sagen, daß wir praktisch bei allen unseren Patienten eine ausgeprägte narzißtische Störung finden.

Es ist bekannt, daß die Ursache für die narzißtische Störung in der Anpassung des Säuglings an die Eltern zu suchen ist, Alice Miller schreibt dazu: „Die Anpassung an elterliche Bedürfnisse führt oft zur Entwicklung der „Als-ob-Persönlichkeit" oder dessen, was D. Winnicott als falsches Selbst beschrieben hat. Der Mensch entwickelt eine Haltung, in der er nicht nur das zeigt, was von ihm gewünscht wird, sondern so mit dem Gezeigten verschmilzt, daß man kaum ahnen würde, wieviel Anderes hinter dem maskierten Selbstverständnis in ihm ist". (Nebenbei, zu den gleichen Überlegungen kamen auch Ronald Laing und Jean Paul Sartre.) Ich zitiere weiter Alice Miller: „Das wahre Selbst kann sich nicht entwickeln, differenzieren, weil es nicht gelebt werden kann. Es steht im „Zustand der Nichtkommunikation".

Für uns ist diese Betrachtungsweise ganz wesentlich, die Autonomie, also das „Ich bin der, der ich bin und das ist gut so" wird durch die notwendige Anpassung unterdrückt, damit werden vor allem auch aggressive Gefühle, Neid, Zorn, Haß, Ärger, Eifersucht etc. verunmöglicht. Die Psychosomatiker unter Ihnen werden hier sofort an das Alexithymiekonzept von Sifneos denken. Nochmals Alice Miller: „Aus der Schwierigkeit, eigene zu Konflikten führende Gefühle zu erleben und zu entfalten, resultiert die „Permanenz der Bindung", die keine Abgrenzung ermöglicht".

Dies erklärt, warum solche Menschen nach dem Verlust einer Beziehung, z. B. nach dem Tod eines Elternteiles oder Partners, gleichsam ins Bodenlose fallen, das falsche Selbst ist abhängig von der Beziehung und kann nicht auf eigenen festen Füßen stehen, das wahre Selbst ist jedoch nicht oder ungenügend entwickelt. Ich erinnere daran, daß viele Untersuchungen das Auftreten von Krebserkrankungen in Verbindung mit schweren Verlusterlebnissen bringen (Le Shan, Greene, Schmale und Iker), wir meinen aus unserer praktischen Erfahrung heraus, daß es weniger um die Tatsache des Verlustes an sich geht, sondern um die Bedeutung des Verlustes und die mangelnde Verarbeitungsfähigkeit aufgrund des ich-strukturellen Defizits. Das schadlose Verarbeiten eines Objektverlustes ist nur möglich, wenn das Individuum autonom ist, diese Autonomie ist an ein wahres Selbst gebunden.

Wir sehen es daher als wichtigstes therapeutischen Ziel an, dem wahren Selbst zum Durchbruch zu verhelfen. Hier dürfen wir uns nicht täuschen lassen, das falsche Selbst kann sehr stabil und abgesichert wirken und eine Scheinautonomie vorspiegeln. Wir können – mit aller gebotenen Vorsicht – vermuten, daß die dzt. noch geringen psychotherapeutischen Beiträge zur Heilung von Krebskranken auch darauf zurückzuführen sind, daß die Therapeuten sich oft mit dem falschen Selbst der Klienten identifizieren und sich selten der Mühe unterziehen, das wahre Selbst zu entwickeln.

Wir gehen davon aus, daß das Neugeborene ein wahres Selbst hat und – wenn dieses nicht behindert wird – Autonomie entwickelt. Wenn das Kind in dieser frühen Phase gestört wird, spricht man von einer Grundstörung. Der Begriff der Grundstörung wurde von Balint geprägt, aber auch Freud kannte ihre Existenz und nannte sie „narzißtische Neurose". In neuerer Zeit entwickelte Uexküll dazu den Begriff des „spezifisch gestörten symbiotischen Funktionskreises". Hinweise zum Vorhandensein einer Grundstörung bei Krebspatienten stammen von Kahleyss und Meerwein, Bilek et al. konnten in einer eigenen Untersuchung bei Osteosarkompatienten ebenfalls eine Grundstörung diagnostizieren.

Als Merkmale der Grundstörung gelten:

1. Überenge (symbiotische) und unaufgelöste Mutterbindung bei (oder durch?) häufig „fehlenden Vater" sowie empfindlichste Abhängigkeit von der Konstanz „mutterähnlicher" Beziehungen.
2. Verlust oder Störung der sich im Erwachsenenalter ähnlich gestalteten Beziehungen (Objektverlust) im zeitlichen Zusammenhang mit dem Krankheitsausbruch.
3. Das Erleben dieses (Wieder-)Gestörtseins ist nicht konflikthaft, sondern defizitär.
4. Es besteht ein Unvermögen, diesem gar nicht als Konflikt empfundenen Erlebnis in der Erwachsenensprache einen adäquaten Ausdruck zu geben.

Das Phänomen der Grundstörung entspricht auch dem zweiten in der Psychoanalyse formulierten Krankheitsbegriff (neben dem konversionsneurotischen Modell), dem Begriff des „Ich-strukturellen Defizits". Aufgrund dieses Ich-strukturellen Defizits kann das Individuum keine autonome Position entwickeln, weil es nicht imstande ist, die symbiotische Bindung (an die Mutter) zu lösen.

Wir glauben nach wie vor, daß das Phänomen der Grundstörung einen wesentlichen Faktor für die Entstehung einer Krebserkrankung darstellt und sehen dies heute unter dem Gesichtspunkt des Unvermögens, in eine autonome Position zu kommen.

Der nächste Bereich, mit dem ich mich im Rahmen des Autonomiekonzeptes kurz auseinandersetzen will, ist das Konzept der Krebspersönlichkeit. Dieses hat in den letzten 20 Jahren in der Psychoonkologie viele Meinungsverschiedenheiten hervorgerufen, es wurde insbesondere von der naturwissenschaftlichen Medizin scharf abgelehnt. Zahlreiche Untersucher, allen voran Bahnson und Le Shan, aber auch Kissen, Greene, Reznikov, Schmale und Iker haben mit Hilfe von Interviews und psychologischen Testverfahren häufige Persönlichkeitsmerkmale bei Krebspatienten definiert und daraus das Konzept einer prämorbiden Persönlichkeitsstruktur entwickelt, welche als Risikofaktor für die Krebserkrankung angesehen wurde. Zu diesen Faktoren gehören u.a. Verleugnung und Verdrängung, Verantwortungsbewußtsein, Gewissenhaftigkeit und Fleiß, Autoritätsgläubigkeit und Religiosität, gute Anpassung der eigenen Gefühle an Erwartungen, übermäßige Hilfs- und Opferbereitschaft, Neigung zu Selbstbeschuldigung, verminderte Gefühlsabfuhr etc. Die Kritik am Konzept der Krebspersönlichkeit hält dagegen, daß alle diese Faktoren für sich nicht a priori als pathologisch zu werten sind, daß viele Menschen mit solchen Persönlichkeitseigenschaften ein hohes Alter bei guter Gesundheit und hoher sozialer Wertschätzung erreichen können, und daß die Formulierung einer Krebspersönlichkeit eine unnötige und fragwürdige Stigmatisierung von Menschen bedeutet. Wir sehen heute, daß die unter dem Begriff der Krebspersönlichkeit subsummierten Eigenschaften Ausdruck einer Grundstörung bzw. eines falschen Selbst sein können, aber nicht müssen; wir meinen, daß es sinnvoll ist, die Persönlichkeitseigenschaften vor dem Hintergrund der Autonomiefähigkeit einer Person zu sehen und zu interpretieren. Wir müssen also im Einzelfall überprüfen, ob beispielsweise jemand, der gewissenhaft, fleißig, herzlich, freundlich und religiös ist, diese Eigenschaften als autonome Persönlichkeit besitzt, oder ob diese Faktoren im Rahmen eines falschen Selbst entwickelt worden sind.

Der grundlegende Irrtum im Konzept der Krebspersönlichkeit ist also der, daß die einzelnen Persönlichkeitsmerkmale als per se pathologisch verstanden wurden, im Rahmen des Autonomiekonzeptes können wir richtigstellen, daß beispielsweise eine gute Anpassung auch aus einer autonomen Haltung entstehen kann und dann keinesfalls pathologisch ist, eine gute Anpassung kann aber ebenso im Rahmen eines falschen Selbst entwickelt worden sein und ist dann sehr wohl als pathologisch einzustufen und therapeutisch zu hinterfragen.

Einen der wesentlichsten Bausteine, ich möchte sagen, gewissermaßen den Schlußstein für unser Autonomiekonzept stellt das Komplementaritätsmodell von Claus Bahne-Bahnson dar. Es enthält auf der Abszisse die Vektoren für Verdrängung und Verleugnung auf der einen und für Projektion und Verschiebung auf der anderen Seite; auf der Ordinate wird der Grad der Regression ausgedrückt. So entsteht gleichsam ein Kräfteparallelogramm, bei dem zwischen den Achsen Projektion und Regression die psychischen Erkrankungen und zwi

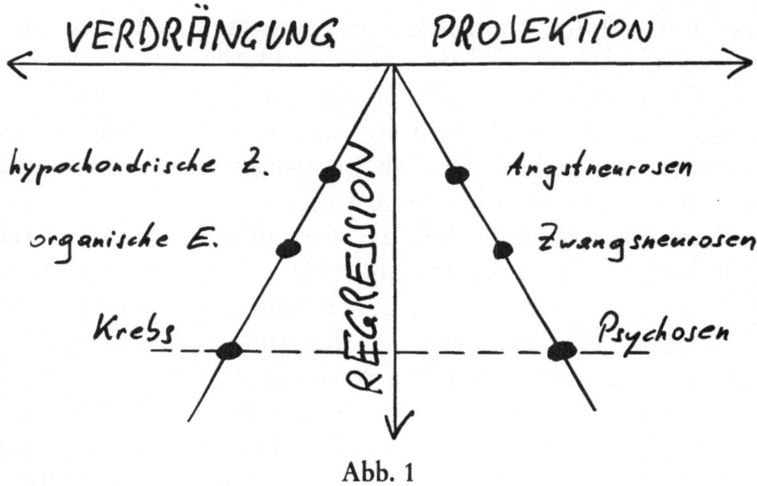


**Abb. 1**

schen den Achsen Verdrängung und Regression die organischen Erkrankungen angesiedelt sind. Den tiefsten Punkt der möglichen Entwicklung stellen auf der psychischen Seite die Psychosen, auf der organischen Seite die Krebserkrankungen dar, oder anders ausgedrückt: Kränker kann man nicht werden. Wir wissen, daß es auch ein Shiften zwischen den beiden Seiten geben kann und haben auch bei einigen unserer Patienten einen Wechsel zwischen Krebserkrankung und Psychose beobachten können. Auch aus dieser Beobachtung wird es plausibel, das ursprünglich für die narzißtische Störung und die Psychosen entwickelte Konzept des wahren und falschen Selbst für die Krebserkrankung zu übernehmen.

Nun sind auch Verdrängung, Projektion und Regression keine pathologischen Mechanismen an sich, die Pathologie be steht im Fixiertsein an einen Punkt, erst in dieser Fixierung entsteht die Krankheit. Fritz Pearls hat diesen Zustand als „frozen ad dead zero" bezeichnet. Für uns ist der Mittelpunkt von Wichtigkeit, er bezeichnet für uns die Position des narzißtischen Gleichgewichtes und damit auch die Position der Autonomie. Es geht auch hier nicht darum, in diesem Punkt fixiert zu sein, es geht vielmehr um das freie Schwingen um diesen Punkt auf den entsprechenden Achsen. Ein passagerer Verlust der Autonomie schädigt die Gesundheit nicht, er ge-

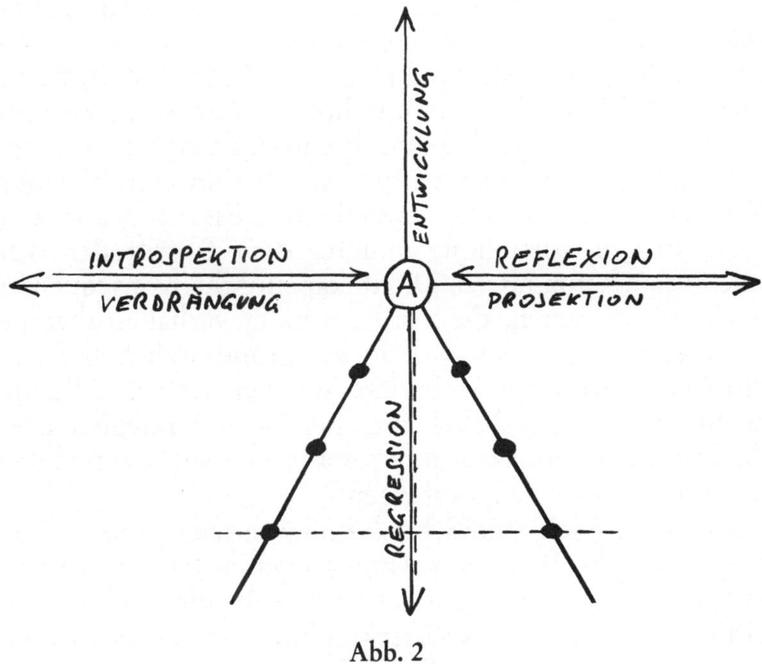


Abb. 2

hört sozusagen zum gesunden Agieren und Reagieren dazu. Um aber die kurzfristig verlorene Autonomie wiederzuerlangen, sind Gegenkräfte notwendig, H. P. Bilek hat daher das Komplementaritätsmodell im Sinne unseres Autonomiekonzeptes folgendermaßen erweitert: Die Gegenkraft zur Regression ist die Entwicklung, die Gegenkräfte zu Verdrängung und Projektion sind Introspektion und Reflexion.

Die praktische Anwendung des Autonomiekonzeptes auf das Bahnson'sche Komplementaritätsmodell bedeutet also, den

Betroffenen aus seiner Fixierung heraus und in die Bewegung zu bringen, und ihm dann aus der Regression herauszuhelfen und eine Rücknahme von Verleugnung und Verdrängung zu fördern. Das Ziel ist, daß der Patient unter dem Aspekt der Persönlichkeitsentwicklung oder Reifung seine Alltagssituation ohne Autonomieverlust, das heißt nicht defizitär bewältigen kann.

Ich komme zu einem weiteren Punkt: Vor einigen Jahren war Prof. Grossarth-Maticek bei uns in Wien und hat ein Seminar über das von ihm entwickelte Autonomietraining abgehalten. Es geht dabei um einen verhaltenstherapeutischen Ansatz in der Therapie mit Krebskranken, der vorwiegend auf die Förderung von Selbständigkeit und Entscheidungsfreiheit ausgerichtet ist. Es war für uns höchst interessant zu sehen, daß man aus dem verhaltenstherapeutischen Ansatz zum gleichen Ergebnis gekommen ist, wie wir aus unserem tiefenpsychologischen Ansatz. Wir verdanken Grossarth-Maticek den Impuls, unsere Vorstellungen unter dem Begriff der Autonomie zusammenzufassen. Die therapeutische Konsequenz ist, daß Copingstrategien, die vordergründig verhaltenstherapeutisch orientiert sind, sinnvoll in ein grundsätzlich tiefenpsychologisches Konzept integriert werden sollen. Allerdings glauben wir, daß verhaltenstherapeutische Strategien alleine nicht ausreichen, um das wahre Selbst zu entwickeln und damit eine echte Autonomie zu erlangen.

Lassen Sie mich zum Schluß zum Ausgangspunkt zurückkehren: Ich habe Ihnen am Anfang erzählt, daß ich als internistischer Onkologe begonnen habe. In der naturwissenschaftlichen Sicht der Krebserkrankung spielt das Immunsystem eine entscheidende Rolle. Das Immunsystem achtet in höchstem Maß auf die Autonomie, auf die Integrität des wahren, unverwechselbaren Selbst. Alles was nicht selbst ist, alles was fremd ist, wird gnadenlos bekämpft und entweder erfolgreich eliminiert, oder das Individuum geht daran zugrunde. Das Fremde muß jedoch nicht unbedingt von außen kommen, auch die Krebszelle, die ja aus mir kommt, wird im Falle eines funktionierenden Immunsystems als fremd erkannt, sie hat sich in ihrem Aussehen und in ihrem Verhalten soweit von mir, von meiner wahren Identität entfernt, daß mein Immunsystem sie als nicht mehr zugehörig und fremd betrachtet und bekämpft. Beachten Sie bitte, daß diese Entfremdung der Krebszelle von den „normalen" Zellen durch eine maximale Regression auf eine sehr frühe embryonale Entwicklungsstufe zustande kommt, Jonas hat darauf in seinem paläophysiologischen Konzept hingewiesen und jeder Pathologe kann Ihnen die Ähnlichkeiten zwischen malignen Zellen und embryonalen Zellen aufzählen, denken Sie auch an das CEA, das carzino-embryonale Antigen. In den naturwissenschaftlichen Theorien zur Krebsentstehung weiß man auf der einen Seite um die bedeutende Rolle des Immunsystems, auf der anderen Seite wird die Krebsauslösung mit einem chronischen Reizzustand in Zusammenhang gebracht, denken Sie an zu starke UV-Bestrahlung, an die chronische Exposition gegenüber Carzinogenen wie radioaktive Strahlen, Rauchen und eine Reihe von chemischen Verbindungen, und den chronischen Reizzustand durch virale Infekte. Ein chronischer Reiz ist also direkt gewebsschädigend und begünstigt die Entstehung von Krebszellen.

Hier schließt sich nun der Kreis zum Autonomiekonzept. Sie erinnern sich, daß ich zu Beginn gesagt habe, daß der Mangel an Autonomie einen permanenten Streß auf der psychischen Ebene darstellt, der die Krebserkrankung fördert. Das Leben im falschen Selbst, also das nicht autonom-Sein bedeutet ständigen Streß, da ich ja permanent auf der einen Seite die Anforderungen der Als ob-Persönlichkeit erfüllen muß und auf der anderen Seite die zum wahren Selbst gehörigen ambivalenten und konfliktträchtigen Emotionen verdrängen muß. Dieser chronische Streß wirkt sich nun zweifach aus: Zum einen führt Streß zu einer Schwächung des Immunsystems, dies ist mittlerweile in der Psychoneuroimmunologie gut belegt, wir wissen auch, daß bestimmte Gefühle wie Angst, Verzweiflung und Depressivität die Funktion des Immunsystems beeinträchtigen, wodurch die Krebsentstehung begünstigt wird; zum zweiten bewirkt ein chronischer Reizzustand direkt das Entstehen von Krebszellen, hier tut sich eine naheliegende Analogie auf, so wie der chronische Reiz des Rauchens in der Bronchialschleimhaut Krebs auslösen kann, so könnte auch der chronische intrapsychische Streß direkt die Entstehung von Krebszellen fördern. Diese Analogie muß zunächst hypothetisch und spekulativ bleiben, sie wird allerdings durch das paläophysiologische Konzept von Jonas gestützt, der festgestellt hat, daß Individuen bei massivem Streß auf frühere Entwicklungsstufen zurückgreifen. Wir wissen nicht, wo es diesbezügliche Verbindungen zwischen der Psyche und den einzelnen Zellen geben soll und wie diese funktionieren können, wir glauben aber, daß es legitim ist, in diese Richtung zu denken und zu forschen.

# Krebs im Lebenszusammenhang aus der Sicht der Humanistischen Psychologie

W. Büntig

*Liebe Kolleginnen und Kollegen!*

Vorweg etwas Grundsätzliches: Wunder sind möglich. Wenn ich hier oben stehe, dann ist das ein Wunder. Wenn Sie dort unten sitzen und atmen und denken und folgen und fühlen, dann ist das ein Wunder. Das ist eigentlich das Wichtigste, was ich Patienten wie Kolleginnen und Kollegen zu vermitteln habe: Wunder sind möglich. Es gibt Gewohnheiten in Wahrnehmung, Fühlen, Denken und Handeln, die dem Wirken des Wunders des Lebens im Wege stehen und es gibt welche, die das fördern. Darum geht es – glaube ich – in unserer Arbeit.

Der Titel meiner Ausführungen stimmt nur halb. Krebs im Lebenszusammenhang aus dem Blickwinkel der Humanistischen Psychologie ist ein Arbeitstitel, den Günther Linemayr vorgeschlagen hatte mit der Bitte, ihm mitzuteilen, wenn ich einen persönlicheren Titel vorzuschlagen hätte. Ich schlug darauf vor: Zweierlei Leben, zweierlei Krebs. Ich wollte über das Leben nach Normen im Gegensatz zu einem am Wesen orientierten Leben sprechen, über Realität und Wirklichkeit, über Normopathie und Wesenstreue. Die Realität ist die Welt der Sachen, der Sachlichkeit und der Sachzwänge; das ist die Welt auch der Fakten, auf deutsch der Tatsachen – das ist das, was wir tun. (Wir machen ja in der Wissenschaft den großen Fehler, daß wir die Fakten – das von uns durch Wahrnehmung, Denken und Projektion Gemachte – für Daten, d. h. Gegebenheiten halten.) Die Wirklichkeit ist eine ganz andere Welt, das ist die Welt der Wirkungen. Es gibt es vielerlei, was wirkt und das wir wissenschaftlich noch gar nicht sehen, geschweige denn erklären können. Ich wollte heute über Krankheit als zu beseitigende Störung und Krankheit als Chance oder als Wecker sprechen.

Doch dieses mein Fax ist offenbar nicht angekommen, wie ich später aus dem Programmheft ersehen konnte – und vielleicht ist es auch gut so. So werde ich mir die Freiheit nehmen, in loser Anlehnung an den Arbeitstitel zu sagen, was mir zu sagen bleibt, nachdem meine Vorredner ohnehin das meiste schon gesagt haben. Verstehen Sie meine Ausführungen heute also als Ergänzungen.

Es ist immer wieder lehrreich, hilfreich, menschlich bewegend, ein Genuß und eine Freude, Herrn Professor Bahne-Bahnson zu hören, der ja ein Altmeister der Psychosomatik ist, ein Riese, auf dessen Schultern wir, die wir ihm auf diesem Weg folgen, sozusagen als die Jungen getragen werden. Und als Junge meine ich nicht die Jüngeren, sondern die Buben.

Ich fand es nützlich und weise von Professor Bahne Bahnson, vor den anwesenden Helfern vor allem von den Schwierigkeiten und darin eingebettet oder gar versteckt von den therapeutischen Notwendigkeiten und Möglichkeiten zu sprechen; denn wir Helfer können besser zuhören, wenn Schwierigkeiten an uns herangetragen werden, während wir dazu neigen, mit Widerstand zu reagieren, wenn andere uns Lösungsmöglichkeiten präsentieren, auch oder gerade wenn sie viel erfahrener sind als wir. Auf diese Schwierigkeit, etwas zu nehmen, die uns den Kranken so verwandt macht, will ich später eingehen.

In seinen Ausführungen über den therapeutischen Prozeß und dessen Schwierigkeiten auf Seiten des Therapeuten, des Patienten und der Familie war mir die Erinnerung wichtig, daß es in der psychosomatischen Therapie nicht um Daten und Fakten geht, um eine gegebene Krankheit also und eine gemachte Intervention, sondern um einen gemeinsamen Prozeß, einen Vorgang in der Zeit, einen gemeinsam zu gehenden Weg. Wichtig war mir auch die Erinnerung an die Gegenübertragung, das heißt daran, daß wir als Therapeuten in der ausschließlichen Ich-Du-Beziehung im Sinne Bubers immer auch selbst die Betroffenen und unsere Deutungen Projektionen sind. Dabei muß man sagen, daß ja manche Projektionen stimmen, aber längst nicht alle.

Wie wichtig der vorsichtige Umgang mit der heiklen Dynamik von Übertragung und Gegenübertragung ist, mag eine Anekdote deutlich machen: Einer für ihre Arbeit mit sogenannten Todkranken berühmte Therapeutin wird nachgesagt, sie würde eine so starke Übertragung induzieren, daß man sich daraus nur durch Sterben lösen könne. Das will sagen: der Therapeut darf in dieser Dynamik nie so wichtig werden, daß er die Bindung zu den nächsten Bezugspersonen gefährdet oder gar ersetzt.

Ich erinnere auch an Milton Erickson, der in diesem Zusammenhang sagte: Das größte Problem des Patienten ist dessen Abhängigkeit von uns, der Verlust der Autonomie, und unsere Aufgabe sei es, vor allem dafür zu sorgen, daß der Patient uns möglichst schnell wieder los wird. Ganz und gar befremdlich fand ich es, von einem Vorredner zu hören, daß wir – die Therapeuten – mit unseren Deutungen das Licht seien, das in das Leben der Patienten kommt. Diesen Allmachtsanspruch finde ich vermessen. Dieses Licht kommt von einer höheren Quelle, und wir Therapeuten sind bestenfalls Brennglas für dieses Licht, wenn wir den Patienten daran erinnern.

Am wichtigsten in den Ausführungen von Prof. Bahne-Bahnson war mir die Erinnerung an den Unterschied zwischen Empathie bzw. Mitgefühl und Mitleid, an die Notwendigkeit der Abgrenzung und an die Pflicht des Therapeuten zur Pflege eines erfüllten Lebens jenseits der Genugtuung durch die Arbeit – wobei das Beispiel Freuds große Betroffenheit bei mir auslöste. Es hilft dem Ertrinkenden wenig, wenn der Schwimmlehrer beim Versuch der Rettung selbst baden geht, weil er keinen eigenen Boden hat oder weil er so erschöpft ist, daß er den Anderen nicht über Wasser halten kann.

Herr Primarius Dr. Günther Fischer hat uns großzügig und mit großer Offenheit seine Bilder zur eigenen Karzinogenese samt biographischen Erläuterungen zur Verfügung gestellt. Diese Bilder sind eine Fundgrube für uns zur künstlerischen Dokumentation von vielem, was hier über das Wort vermittelt wurde. Ich kann hier nur auf einige wenige Beispiele eingehen, wiewohl ich gerne das gesamte Bildmaterial bei mir hätte, um immer wieder hineinzuträumen und mir meine Gedanken dazu zu machen.

Da ist zunächst die Fotografie, die den Maler auf einem erhöhten Bildschirm vor der Wiener Hofburg zeigt. Man soll ihn sehen, und zwar als ganz groß, doch weit genug weg, so daß Berührung vermieden werden kann. Vielleicht ein Hinweis auf eine Ambivalenz gegenüber dem menschlichen Grundbedürfnis nach Beachtung. Die Abwehr gegen dieses Grundbedürfnis ist so tief und so weit verbreitet, daß dieses von Anfang an, das heißt vom Lebensbeginn an wirksame Bedürfnis auch in der Psychoanalyse nicht als ein solches anerkannt, sondern als gesunder Narzißmus – das ist so was wie ein gesundes Magengeschwür – behandelt wird. Sie wissen, daß der junge Herr Narzissus die Pflege seiner Liebe zur Nymphe Echo vernachlässigte und solange in seinen Reflektionen untertauchte, bis er darin ersoff. Allerdings waren die Götter gnädig und erlaubten ihm ein Überleben, allerdings nur als Blümchen, also ein Vegetieren ohne Aggression und Passion und, wie die Pflanzen, abhängig vom Klima in der Umgebung. „Wenn du lieb bist mit mir, geht's mir gut, wenn du böse bist mit mir, geht's mir schlecht". In dieser Abhängigkeit vom Klima vegetieren wir auf dem Niveau der Pflanzen – und wer täte das nicht, immer wieder einmal?

Dann erinnere ich das Selbstporträt mit dem Adamsapfel, das der Maler unter dem Ansturm sexueller Triebe malte. Die markante rote Trennungslinie am Hals – wenn Sie sich erinnern mögen – erinnert an die Neigung vieler Krebspatienten zur Abspaltung. Der Kopf darf nicht wissen, was da unten los ist. Sie wissen ja, daß nach den prospektiven Studien von Grossarth-Maticek die Gewohnheit, verstandesgesteuert auf Kosten der Emotionen zu leben, der stärkste psychosomatische, zu einem Krebstod binnen10 Jahren disponierende Faktor ist.

Im Bild von der unbeflekten Empfängnis Mariens sehe ich eine Verwechslung von Unschuld und Schuldlosigkeit. Laut einer wunderbaren Predigt von Meister Eckart hat Maria unschuldig empfangen in der vollständigen Hingabe ohne Vorbehalt und ohne Hintergedanken. In diesem Bilde vermeidet Maria gerade die Hingabe und nimmt die Zeugung selbst in die Hand, um Schuld abzuwehren. Sie läßt sich auch nicht in liebevoller Umarmung halten, sondern muß sich selbst stützen. Sie scheint weiterhin zu glauben, sie sei nicht gut genug, wie sie geschaffen ist, denn sie braucht mehr Hände und Füße, als der Schöpfer ihr mitgegeben hat, weil sie alles selber machen muß, wie viele psychosomatisch Kranke und vor allem Krebskranke.

In einem der Bilder – ich vergaß, welches es ist – sagt der Maler zu sich selbst: „Halt, Stop! Etwas stimmt nicht". Hier wäre von seiten eines am Wesen orientierten Therapeuten ein Gespräch möglich gewesen über das, was gemäß der inneren Stimme stimmt im Gegensatz zu dem, was den rechtschaffenen Normen entsprechend richtig ist. Sie kennen den Unterschied: wir schauen nach dem anderen, um zu gucken, wie wir's richtig machen sollen, und machmal hören wir von innen eine Stimme, die sagt „Stop, das stimmt nicht, egal was die anderen sagen".

Beim Porträt des Herrn Waldheim ist das Gitter vor dem Gesicht bereits dem Maler selbst unglaublich vieldeutig. Ich selber war persönlich sehr betroffen von diesem Bild: Ich habe eine große Affinität zu Zigeunern, meine Großmutter war Jüdin und ich habe immer wieder Zeit mit Indianern verbracht. Hätte ich das Bild gemalt, würde ich mich jetzt im Sinne der Normopathie fragen: welches Zigeunerlied zu singen, welches eigenartige, damit für die anderen fremdartige Gesicht zu zeigen, verbietet mir der persönliche Faschismus. Das erinnert mich an ein Problem: ich trommle, und dazu sollte ich eigentlich singen; doch ich krieg oft keinen Ton raus, wenn ich allein bin; da ist irgendetwas, das mich noch hemmt und hindert. Das ist für mich dieses Gitter vor dem Gesicht des Herrn Waldheim.

Frau Inge Wilhelms sehr bewegender Vortrag enthielt eine Fülle von Hinweisen auf Elemente des Krankheitsgeschehens, wie sie in der Therapie mit Krebskranken immer und immer wieder präsentiert werden. Das war für mich viel überzeugender als alles, was ich je sagen könnte aus statistischen Erfahrungen. Wie kann man persönlicher Erfahrung widersprechen? Wenn wir uns um Statistiken streiten, dann ver-

gessen wir manchmal, daß wir ja alles Material, was darin auf-
gearbeitet wird, aus den persönlichen Erfahrungen von
Patienten und von uns selbst in Beziehung zu Patienten haben.

Da sind die immer wieder genannten Depressionen, da sind
Bilder vom Jenseits, auch die Angst vor dem Tod: Kälte,
Dunkel, grenzenlose Verlassenheit. Wenn ich Patienten frage,
was sie am Tod eigentlich fürchten, dann nennen sie mir eben
diese grenzenlose Verlassenheit, Kälte; alles ist aus, ich habe
mein Leben nicht gelebt; Angst vor Angewiesensein, Angst vor
Schmerz und Angst, wahrscheinlichen Schmerz nicht unter
Kontrolle halten zu können usw. Wenn man nun die Berichte
von inzwischen Zehntausenden weltweit liest, die bereits einmal gestorben waren und es noch einmal hier herüber geschafft
haben, dann erfährt man genau das Gegenteil: sie gehen ins
Licht, sie fühlen sich nach Hause kommen, es tritt eine große
Erleichterung ein, Kontrolle spielt keine Rolle mehr, im
Gegenteil, aus einer eigenartigen Perspektive des Gleichmuts
amüsieren sie sich darüber, was Helfer und Hinterbliebene
alles mit ihnen anstellen usw. Wenn nun das, worauf wir
zugehen, so ganz anders ist, als das, was wir befürchten: woher
nehmen wir die katastrophalen Informationen? Hier bestätigt
sich, was wir von Professor Bahne-Bahnson schon gehört
haben: daß viele von uns an einer ganz frühen Störung leiden.
Als Säuglinge, die nach der Uhr statt nach dem Hunger gefüt-
tert wurden, haben wir Dunkelheit, Verlassenheit, Schmerz,
Kontrollverlust, Grenzenlosigkeit, das Ende usw. fürchten
gelernt. Das ist das, was wir erlebt haben, wenn wir nachts
verlassen lagen, schrien und keiner kam. Und so entpuppt sich
die Angst vor dem Sterben als eine Übertragung der Erfahrungen am Eintreten in die körperliche Existenz auf ihren
Ausgang.

Weiterhin sprach Frau Wilhelm über die Versuchung, im
gewohnten Elend zu verharren, das wenigstens vertraut ist,
während man sich mangels Kompetenz in wesentlicher Kommunikation gegenüber den Mitmenschen entfremdet fühlt;
dann über die Entwicklung von Schuldgefühlen als regressive
Verarbeitung der tatsächlichen Schuld gegenüber einer voraus-
gegangenen Frau; und schließlich über Vorwurf und Anspruch
gegenüber der als abwesend erinnerten Mutter. Die Erinnerung

an die abwesende Mutter wird – das sehen wir bei Krebskranken häufig – der Erinnerung an die Mutter vorgezogen,
die bei vollem Bewußtsein für das Risiko für das eigene Leben
ihr Kind empfangen, ausgetragen und geboren und, so gut sie
es vermochte, aufgezogen hat. Das ist verbunden mit dem
Dauerstreß, alles selbst machen zu müssen, weil man eben
nicht wahrnehmen gelernt hat, daß ja andere da sind für uns –
eine Selbstüberforderung, die ja wiederum die Konsequenz
einer Selbstüberschätzung ist.

Besonders eindrücklich fand ich den Traum vom halb über
dem Abgrund hängenden Haus, in dem die Träumerin immer
nur in der einen Hälfte leben kann aus Angst, abzustürzen. Die
sichere Hälfte ist das Verharren in der scheinbare Sicherheit
vermittelnden Gewohnheit, selbst wenn diese auf Dauer das
Leben gefährdet. Die unsichere Hälfte ist das Leben in dem
Paradox, daß wir angesichts des Todes, egal ob wir gesund
oder krank sind, ein sinnvolles Leben zu gestalten haben.

Sodann berichtete uns Frau Wilhelm über heilsame Faktoren: die tragende Funktion der Kommunikation mit dem Ehemann und schließlich die therapeutische Beziehung, bei der das
Wichtigste die Verläßlichkeit der Quelle für Beachtung zu sein
schien.

Herr Dr. Günther Linemayr hat anschließend durch
Reduktion aufs Wesentliche in bewundernswerter Klarheit
seine und Dr. Hans-Peter Bileks Autonomiekonzept vorgestellt, das meinen eigenen Anschauungen so nahe kommt, daß
ich dem eigentlich nichts hinzuzufügen habe.

Vielleicht mit anderen Worten hätte ich unter dem Thema
‚Zweierlei Krebs, zweierlei Leben‘ versucht, zweierlei Therapie
darzustellen. In der einen geht es zunächst darum, die Haut zu
retten, sprich das Überleben zu sichern; in der anderen geht es
vor allem – in Anlehnung an die Humanistische Psychologie –
darum, ein persönliches, dem eigenen Wesen entsprechendes
Leben zu entfalten. Das will ich nun behandeln hinsichtlich der
Ergänzung des Themas ‚im Lebenszusammenhang‘.

Ich glaube, wir müssen zweierlei Verankerung im Lebenszusammenhang beachten. Erstens ist da die Verankerung ver-
tikal im Lebenslauf dadurch, daß wir eine tragende Vergangenheit erarbeiten, indem wir die Dinge erinnern, die auch

gutgegangen sind. So können wir das, was gefehlt hat, in Kauf nehmen, sozusagen als Preis dafür, daß wir überhaupt am Leben sind und eigentlich ganz gut überlebt haben; und dadurch, daß wir eine Perspektive auf eine lebenswerte und sterbenswerte Zukunft entwickeln. Zweitens müssen wir auf die horizontalen Bezüge in der Gegenwart, Partner und Familie, Arbeitszusammenhang, Freundschaften, Sinnfindung usw. achten.

Ich plädiere für eine allgemeine Psychotherapie und Methodenvielfalt. Man arbeitet auf der Ebene, die dem Patienten gut tut. Nicht alles wird von jedem gleich gut angenommen, also sollte man als Therapeut eine Mehrzahl von Ansätzen theoretisch verarbeitet und integriert haben und methodisch beherrschen, um frei von Schulenzugehörigkeit und frei von Schulhörigkeit der Empfänglichkeit des Patienten entsprechend wirken zu können. Es geht nämlich nicht darum, wer recht hat, sondern was dem Kranken hilft.

Im einzelnen heißt das: Wir arbeiten erstens psychodynamisch. Dabei geht es vor allem um die Aufweichung der Abwehrhaltung gegenüber dem vergangenen und immer wieder erwarteten Schmerz durch bewußte Hinlenkung der Aufmerksamkeit auf die veränderte Situation und sich ergebende Möglichkeiten in der Gegenwart. Jemandem, der mit einer lebensbedrohlichen Krankheit ringt, klar zu machen, daß ihm früher etwas gefehlt hat, hat wenig Sinn, wenn man ihn nicht gleichzeitig einlädt, sich umzuschauen, ob nicht das, was damals gefehlt hat, heute verfügbar ist. An der Stelle erzähle ich gerne eine Anekdote von einer Analytikerin, die bei mir in einer Gruppe war und plötzlich leuchtenden Auges sagte: „Wolf, ich glaube, ich habe etwas verstanden – Du scheinst zu glauben, daß das, was wir hier in der Therapie einsehen, auch Konsequenzen im Handeln draußen im Alltag haben sollte!" Da fühlte ich mich zutiefst verstanden, schaute auf die Uhr und sagte „ich habe großen Hunger. Es ist gleich ein Uhr. Wie ist es mit Dir?" Sie sagte „Ich auch". Daraufhin sagte ich „Ich mach' Dir einen Vorschlag: Ich gehe jetzt mit der Gruppe in den Scheidegger Garten zum Essen und Du bleibst hier und überlegst, wie es zu diesem Hunger gekommen bist!" Da sagte sie lachend „Nein, ich gehe mit!"

Zur psychodynamischen Aufarbeitung gehört das Annehmen der eigenen Geschichte einschließlich der Krankheit und die Ergänzung der Rationalität durch Emotionalität, indem wir an der der Affektabwehr dienenden Muskelpanzer arbeiten, der auf der somatischen Ebene den psychischen Abwehrmechanismen entspricht. Wilhelm Reich hatte ja gezeigt, daß Verdrängung, Triebunterdrückung, Depression usw. mit Muskelkraft geleistete Arbeit sind. So haben wir früh gelernt, uns durch Luftanhalten, Zähnezusammenbeißen, Kniedurchdrükken, Zusammenreißen und verschiedenste andere Kontraktionen von bestimmten Gefühlen abzuschneiden.

Der Übergang zur ebenfalls notwendigen verhaltenstherapeutischen Arbeit ist fließend bei mir. Es scheint mir z.B. notwendig und wichtig, auch ohne Einsicht in die psychodynamischen Zusammenhänge die Atemdepression wahrzunehmen und zu lösen und die dabei häufig als bedrohlich empfundene Zunahme an Erregbarkeit und Empfindsamkeit ertragen zu lernen. Halt in Beziehungen als Alternative zum Zusammenreißen anzunehmen oder den Formverlust in endlos scheinenden Tränen zu riskieren – all das will geübt sein. Mit Einsicht allein ist es da nicht getan. Der Therapeut sollte da durchaus auch einmal Einhalt gebieten, dem Patienten Halt geben im Blick- und Gesprächskontakt und ihn auch körperlich einmal halten, damit er nicht nur weiß, was ihm fehlt, sondern sich auch erinnert, wie gut es tut, wenn man das, was man braucht, bekommt. Ich glaube, die ganze Diskussion ums Nachnähren und die Angst, daß das Abhängigkeit schaffen würde, ist eine Abwehr der Analytiker aus Angst vor den Trieben im allgemeinen und vor eigener Sinnlichkeit im besonderen.

Die Wahrung der Form in der Erstarrung sowie der Formverlust im regressiven Gefühlsausbruch und erst recht in der Krankheit sind freilich eine Form von Kommunikation für diejenigen, die sie zu hören verstehen, also, so hoffen wir wenigstens, die Therapeuten. Doch die anderen Mitmenschen sind oft damit überfordert und verstehen diese ineffektiven Formen der Kommunikation eben nicht, allein schon deswegen, weil sie selbst betroffen sind davon. Hier kann man ganz viel für die Patienten tun durch gelegentliche Gespräche mit

Angehörigen und Freunden, in denen sie über diese Schwierigkeiten sprechen und damit umgehen lernen können. Herr Bahne Bahnson hat ja ausführlich und anschaulich darüber gesprochen.

In der Humanistischen Psychotherapie ist es eine vordringliche Aufgabe, eine Erinnerung an das Wissen um die persönliche Eigenart und Einzigartigkeit des Patienten zu wecken und so eine Orientierung an diesem inneren Wissen des Patienten anstelle der Norm bahnen zu helfen. Dürckheim nannte dieses eingeborene Wissen das Wesen. Das kann geschehen durch Erinnerung an Einheitserlebnisse, die alle von uns in der Kindheit einmal gehabt haben, und an das große Staunen, bei dem alles Leiden an der Bedingtheit vorübergehend wegfällt. Wir fördern die Erinnerung an Wesensqualitäten wie Gegenwärtigkeit, Interesse, Imagination, Selbstwert, Humor usw., und – wie Lawrence LeShan – die Erinnerung an frühe Lebensentwürfe.

Wie kann diese Arbeit praktisch aussehen?

Als erstes schenken wir Beachtung. Wir alle brauchen Beachtung und wenn wir die nicht bekommen und wenn wir nicht lernen, bewußt mit diesem Bedürfnis umzugehen so, wie wir mit dem Bedürfnis nach Nahrung bewußt umgehen gelernt haben, dann sind wir angewiesen auf zufällige Quellen von Beachtung. Krankheit ist eine solche zufällige Quelle von Beachtung. Wenn ich meine Patienten nach dem Krankheitsgewinn frage, was sich positiv verändert hat seit der Diagnose, dann fehlt auf fast keiner Liste der Zugewinn an Beachtung. Nun muß man damit vorsichtig sein. Viele von uns sind ja heute ein bißchen psychoanalytisch verdorben und neigen zu kurzschlüssigen Deutungen, die ja immer Projektionen sind und häufig der Abwehr eigener Betroffenheit dienen. Dann sagen wir vielleicht einem, der krank und ohnehin überfordert ist: „Du bist ja nur krank geworden, um Beachtung zu bekommen". Das ist natürlich völlig unsinnig. Wir kriegen nicht Skorbut, um an Vitamin C zu kommen, sondern weil uns Vitamin C gefehlt hat. Genauso werden wir nicht krank, um beachtet zu werden, sondern wir werden krank, weil uns der Stress, uns unsere Daseinsberechtigung verdienen zu müssen, krankmacht; weil wir nicht gelernt haben, uns selbst zu beachten oder zu einem anderen zu gehen und zu sagen: „Bitte schau mich an! Bitte höre mir zu! Bitte halt mich!"

Den kleinen Vortrag, in dem ich den Patienten das Bedürfnis nach Beachtung nahezubringen versuche, muß ich Ihnen jetzt leider aus Zeitgründen ersparen. Kernstück meiner Ausführungen ist die Schilderung des Titelblattes eines Büchleins mit Psycho-Cartoons von Friedrich Karl Wächter: Da sieht man eine Gans, die das unglaubliche Kunststück vollbringt, einen Kopfstand, genauer gesagt einen Halsstand zu machen. Eigenartigerweise hat sie dabei den Kopf in einem alten Stiefel, über dem eine Sprechblase schwebt, in der steht „Wahrscheinlich guckt wieder kein Schwein!". Daneben sieht man ein Ferkelchen, ordentlich rosa, wie es sich gehört, dem quellen vor Staunen die Augen aus dem Kopf, und darüber die Sprechblase „Toll!" – leider vergeblich, denn die Gans hat, wie gesagt, den Kopf in dem alten Stiefel und kann das staunende Schweinchen weder hören noch sehen. Die Geschichte hat natürlich eine Geschichte. Als die Gans ein Gänslein war, entdeckte sie früh die Leidenschaft zum Kopfstand und wollte natürlich, daß Vater Gans das sieht. Er war aber unterwegs Schnecken sammeln – wahrscheinlich mehr als notwendig – und konnte das Gänslein nicht gebührend bewundern. Dieses nun wiederum konnte nicht länger mit anschauen, wie es nicht gesehen wurde, mußte aber weiter den Kopfstand üben, denn das war seine wesensgemäße Leidenschaft, und steckte deswegen den Kopf in den alten Stiefel – eine sehr kreative Notlösung. Das hatte psychodynamisch zweierlei Konsequenz: In Zukunft war die Gans auf Wahrscheinlichkeitsberechnungen angewiesen, weil sie mit dem Stiefel über dem Kopf die Wahrheit möglicher Beachtung nicht sehen konnte, und gewöhnte sich daran, ihre Vermutungen für die Wahrheit zu halten; und zweitens waren alle, die wieder nicht schauten, für sie Schweine.

Hier ist für mich in einem Cartoon das Wesentliche der Psychodynamik deutlich dargestellt. Es ist natürlich gut zu wissen, wann und warum man den Kopf in den alten Stiefel gesteckt hat. Es gehört aber auch die ständige Herausforderung dazu, den Kopf aus dem alten Stiefel zu nehmen und sich umzuschauen, um neben der angenommenen Wahrscheinlichkeit der gegenwärtig wahrgenommenen Wirklichkeit Platz machen zu lernen. So kann man in der Therapie hautnah die eingefleischten Abwehrmechanismen gegen diese Wahrnehmung sehen, daß man ja wahrgenommen wird und was die Betroffenen alles befürchten, was passiert, wenn das droht, wonach sie sich schon immer sehnen: Wie sie dafür, daß sie wahrgenommen werden, für andere (Mama) da sein müssen, geschlagen werden usw.

Ganz wichtig ist mir die Entwicklung von Gegenwärtigkeit, die Verankerung der Person im Hier und Jetzt. Die Patienten haben oft eine unglückliche Geschichte und rechnen mit einer entsprechend schlimmen Zukunft; doch – und das vergessen viele in ihrer Panik – sie haben auch ein gegenwärtiges Leben. Wenn sie nun vor allem mit Nachdenken und Angstvorstellungen beschäftigt sind, verpassen sie die Gegenwart, in der sie einen Unterschied in ihrem Leben machen könnten. Ohne neues, gegenwärtiges Erleben ist es schwer, die wahrscheinliche Wiederholung schmerzlicher Erfahrungen durch Wahrnehmung besserer Möglichkeiten zu ersetzen.

Es gibt ja eigentlich nur eine Zeit – die Gegenwart. Vergangenheit und Zukunft sind Erfindungen unserer gegenwärtig geübten Gewohnheiten in Wahrnehmung, Fühlen, Denken und Handeln. Daß dem so ist, kann man oft im Verlauf einer Therapie sehen. Die Eltern, an die man sich am Ende einer Therapie erinnert, sind oft völlig anders als die Eltern, an die man sich am Anfang einer Therapie erinnert. Oder auch: Wenn Geschwister viele Jahre oder gar Jahrzehnte getrennt waren und andere Leben gelebt haben und wieder zusammenkommen und sich über ihre Eltern unterhalten, dann wundern sie sich manchmal, ob sie überhaupt in der gleichen Familie aufgewachsen sind – so unterschiedlich sind die Elternbilder, die sie in sich tragen. Das heißt: unsere Geschichte ist eine Konstruktion. Bert Hellinger sagte einmal, Erinnerungen haben Tendenz, nämlich in der neurotischen Fixierung die Tendenz, die Scheinsicherheit im neurotischen Gleichgewicht zu zementieren. Ringelnatz persiflierte das in einem Kindergebetchen mit dem Reim: Ich bin ein ungezogenes Kind, weil meine Eltern Säufer sind. Auf die Unsinnigkeit dieses Fortschreibungsmechanismus weist auch eine Geschichte von

Mulla Nasrudin hin: Der Mulla sitzt in der Moschee und will sich gerade ins Gebet vertiefen, da zupft ihn sein Hintermann am Rock, weil er den unziemlich kurz findet. Nasrudin zupft sofort seinerseits seinen Vordermann am Frack, worauf der sich umdreht und sich über die Ruhestörung beim Gebet beschwert. Da sagt Nasrudin: „Sag's nicht mir! Sag's dem hinter mir; der hat angefangen".

Die Übung *Hier und Jetzt* hat eine ganz klare Struktur. In der Gruppe üben die Teilnehmer zu zweit. Jeder Satz, den wir zueinander sagen, fängt mit Hier und Jetzt an; dann kommt ein Tunwort in der ersten Person, Einzahl, Gegenwart, Aktiv und Indikativ – Tunwörter benennen, was wir tun im Gegensatz zu dem, was wir sind oder haben oder was uns passiert – und dann kommt *ich:* „Hier und jetzt sehe ich . . .", „hier und jetzt spüre ich . . .", „hier und jetzt erinnere ich . . .", wie wir das im Grundkurs Gestalttherapie gelernt haben. Wenn die Patienten diese Übung eine halbe Stunde gemacht haben und ich sie hinterher frage: „wer hat in der letzten halben Stunde Krebs gehabt?", schauen sie alle sehr verwundert; sie waren voll in Kontakt mit der Gegenwart und mit dem gegenwärtigen Austausch beschäftigt, so daß das zwanghafte Denken an den Krebs keine Macht über sie hatte in diesem Moment.

Ich habe einen ganzen Sack voller Tricks in meiner Arbeit, aber wenn ich nur einen hätte, dann wäre es diese Übung. Man kann auch alle psychoanalytische Arbeit im Kontakt im Hier und Jetzt machen: „Hier und jetzt meine ich . . .", „hier und jetzt verstehe ich das so, daß . . .", „hier und jetzt vermute ich . . .", „hier und jetzt interessiere ich mich dafür, wie Sie das erleben" usw. Diese Art der Kommunikation bewirkt eine große Dichte.

Es ist wichtig zu wissen, daß unsere Abwehr gegen das Leben nicht gottgegeben ist, sondern gelernt. Es ist aber auch gut zu wissen, daß wir in der Gegenwart einen Unterschied machen lernen können. Manchmal kann man Patienten dazu herausfordern. Ich möchte Ihnen eine Geschichte erzählen von einer Krankenschwester, die sagte, der größte Stress vor Ausbruch der Erkrankung wäre der Verlust der Hoffnung gewesen, als Lehrschwester in ihrem Verband eine menschenwürdigere Pflege durchzusetzen. Sie hatte eine große Lebermetastase nach Brustkrebs und laut ihren behandelnden Ärzten eine Lebenserwartung von wenigen Monaten. Ich sagte: „Wenn Du's in Deinem Verband nicht kannst, mußt Du halt Deinen eigenen Betrieb aufmachen". Kaum hatte ich das gesagt, war ich schockiert: Da war diese Frau mit dieser aussichtslosen Prognose, und ich sagte ihr so etwas Rücksichtsloses oder Unangemessenes. Doch sie schaute mich an und fragte: „Was hast Du da gerade gesagt?" Da orientierte ich mich ganz schnell wieder um und sagte: „Ja, Du hast recht gehört. Wenn Du das beim Roten Kreuz nicht kannst, dann mußt Du halt eine andere Möglichkeit schaffen, das zu realisieren". Sie nickte und wir redeten nicht weiter drüber. Konditioniert, an die Wahrscheinlichkeit der Statistiken zu glauben, und immer wieder geneigt, das Mögliche aus dem Auge zu verlieren, dachte ich beim Abschied: Die siehst Du nicht wieder. Anderthalb Jahre später kam sie zu einer Fortbildung in Psychoonkologie. Sie sah immer noch sehr grau und elend aus und berichtete, sie habe inzwischen eine Organisation gefunden, in der sie frei wäre, eine Ausbildung für Schwestern entspreched ihren Vorstellungen zu gestalten, und für den Fall, daß sie bald gehen müßte, hätte sie auch schon ihre beste Freundin eingearbeitet; sie käme jetzt, um dazuzulernen. Als sie sich verabschiedete, dachte ich wieder: „Wahrscheinlich sehe ich Dich nie wieder". Drei Jahre später komme ich frühzeitig zu einer Fortbildung über psychotherapeutische Körperarbeit an. Ich sehe vier Menschen angeregt ins Gespräch vertieft und dabei eine Frau, die mir irgendwie bekannt vorkommt, die ich aber nicht wiedererkenne – sehr straff, sehr aufrecht, festes Haar, strahlende Augen – und wie sie mich in meiner Erinnerung suchen sieht, sagt sie: „Gelt, Du kennst mich nicht mehr". Ich erkannte sie dann an der Stimme und sagte: „Was machst Du denn hier?" Da lachte sie und sagte, sie ginge alle halbe Jahre brav zur Nachuntrsuchung und jedesmal stellten ihr die Ärzte die gleiche Frage: Ja, was machen Sie denn hier?" so, als sollte sie doch schon längst unter der Erde sein. Ich hatte das brav, d.h. statistikgläubig wiederholt, doch sie hatte gelernt, das mit Humor zu nehmen. Interessant fand sie dabei, daß das, was ursprünglich im Röntgenbefund eindeutig als Metastase nach Brustkrebs gedeutet worden war, mehr und

mehr zu einer klar umschriebenen, gut abgekapselten Ver-
schattung unklarer Genese umformuliert wurde.

Dann machen wir natürlich wie Simonton und andere die
von Jeanne Achterberg entwickelten Imaginationsübungen zur
Visualisierung der Möglichkeit eines funktionierenden
Immunsystems, von lebenswerte Leben und von erfülltem
Sterben.

Die Erhellung der Familiendynamik finde ich nur soweit
nützlich, wie dies zur Wahrnehmung und Einübung neuer
Möglichkeiten in der Gegenwart führt. Es hat wenig Sinn,
wenn Menschen um ihr Leben kämpfen, ihnen auch noch allzu
deutlich zu machen, wie elend ihre Eltern waren, vor allem bei
Menschen, die zu der Anmaßung neigen, sie hätten die Eltern
glücklich machen müssen, und große Schuldgefühle hegen, daß
sie das nicht vermochten.

Die zweite Übung, die ich ungern lassen möchte, ist das
Stehenlernen auf dem Seil. Das ist wunderbar. Der Ehrgeiz und
die Zwanghaftigkeit treibt uns immer wieder drauf, aber die
Rigidität im Ehrgeiz und in der Zwanghaftigkeit läßt uns
immer wieder runterfallen und der Organismus, die Person,
der Mensch, der Körper lernt so ganz von selbst, sich zu lösen,
Aufregung zuzulassen, Spaß zuzulassen, ganz gegenwärtig zu
sein und durchlässig zu werden für bewegtes Leben.

Überhaupt machen wir in der Gruppe viel, was Spaß
macht. Lachen ist sehr gesund. Dabei kommt das Zwerchfell
mindestens genau so gut in Bewegung wie beim Weinen.

Mit Reinhard Flatischler – einem Percussionisten aus Wien
– zusammen entwickle ich Rhythmustherapie. Das ist eine
Integration der von ihm entwickelten rhythmischen Körperarbeit TaKeTiNa® in tiefenpsychologisch orientierte Psychotherapie. Menschen stehen im Kreis und entwickeln miteinander rhythmische Strukturen von steigender Komplexität
durch Silbensprechen, Schreiten, Klatschen und Singen. Das
wirkt auf den unterschiedlichsten Ebenen des Erlebens. Die
Person rechts und links im Kreis können wie Vater und Mutter
wahrgenommen werden, die einem die Schritte zeigen, wenn
man selber rausfällt. Wenn man rausfällt und meint, jetzt wäre
alles aus, weil man etwas nicht richtig gemacht hat, dann sieht
man, daß die andern lachen, und sie lachen einen nicht aus,

sondern sie lachen mit einem. Wenn man selber rausfällt, dann geht das Leben doch weiter und das ist eine wunderbare Metapher gegen die Angst vor dem Sterben. Wenn ich rausfalle – das Leben geht weiter. Die zirkuläre Sichtweise des Lebens ersetzt die Anschauung vom Leben als begrenzt durch Anfang und Ende. In den sogenannten zivilisierten Ländern sehen wir das Leben wie eine Salami: Es hat einen Anfang und ein Ende, und je mehr man davon genießt, um so weniger wird es.

Diese TaKeTiNa[R] Rhythmische Körperarbeit macht neurotische Abwehrmechanismen im Körper deutlich und lädt gleichzeitig dazu ein, loszulassen. Es ist auch für die Ehrgeizigsten früher oder später komisch zu bemerken, wie sie sich anstrengen, alles schon zu können noch bevor sie es gelernt haben, und verzweifelt sind, wenn es nicht gleich hinhaut usw.; denn es ist etwas völlig Einfaches und nach gewohnten Maßstäben Unwichtiges, was man dabei lernt, etwas, das überhaupt keinen Sinn macht, außer daß es sinnlich ist und sich dabei allmählich Lust einstellt, die zu tolerieren man lernen kann. Ich habe ja herausgefunden, daß es nicht schwierig ist, Traumen zu identifizieren und auch zu bearbeiten, daß es viel schwieriger ist, Menschen an das gute Leben zu gewöhnen.

Ganz wichtig in der Arbeit mit Krebskranken ist mir die Systemische Familientherapie von Bert Hellinger geworden. Dabei wird deutlich, wie im System verdrängte Personen von Nachkommen nachgeahmt werden. Wenn zum Beispiel eine Mutter nach der Scheidung ihrem Sohn sagt, er solle nicht so werden wie der Vater, dann strengt er sich aus Loyalität zur Mutter furchtbar an, ein guter Junge zu werden, und entdeckt dann als Heranwachsender, daß er gegen alle guten Absichten und gegen seinen Willen den Vater kopiert. Der Vorgang ist der, daß der Patient mit den Mitgliedern einer Gruppe das Familiensystem stellt, so wie es zu Hause war nach dem inneren Bild, was sich ergibt während des Aufstellens. Dann bringt man das System durch Umstellen in Ordnung, die sich herausstellt, wenn alle Stellvertreter sich wohlfühlen. Für den, der sich darauf einlassen kann, bringt diese Arbeit oft eine große Entlastung.

Es gibt unter den Krebskranken immer wieder einmal welche, die sagen – zunächst natürlich unbewußt – „Lieber sterbe ich, als meine Mutter zu nehmen". Wenn ich das höre, denke ich, wer das Leben nicht nimmt, muß sich das Leben nehmen. Und das Leben haben wir nun mal von unseren Eltern. Es scheint sehr heilsam zu sein, denen, die uns das Leben gegeben haben, die Ehre zu geben. Dazu gibt es von Bert Hellinger ein kleines Ritual, das nicht nur nachgeplappert, sondern zutiefst vollzogen sein will. Dazu muß man natürlich erst einmal eine Bereitschaft erarbeiten, so daß man diese Übung auch nicht machen darf mit jemanden, der noch nicht bereit ist dazu. Stellen Sie sich vor, Sie haben Ihre Mutter vor sich und Sie verneigen sich ein wenig und sagen: „Liebe Mutter, ich gebe dir die Ehre. Das Größte, das ich habe, habe ich durch dich: mein Leben. Ich nehme es von dir, so wie du es von deinen Eltern bekommen, hast zum vollen Preis, den es dich gekostet hat und mich. Und ich mache etwas daraus, dir zur Freude. Was du gegeben hast, war reichlich, was gefehlt hat, will ich von anderen nehmen, und mit deinem Kummer (oder mit deinem Elend oder deiner Schuld – je nachdem) mußt du selbst fertig werden. Ich kann dir nicht helfen, denn du warst vor mir und ich komme nach dir; Du bist die Große und ich bin der Kleine. Ich will dich ganz nehmen als meine richtige Mutter und Du darfst mich ganz haben als dein richtiges Kind. Ich will dich in Zukunft mit meinen Vorwürfen und Ansprüchen in Frieden lassen. Du gehst deinen Weg und ich geh den meinen auf meine Weise". Und wenn die Person schon gestorben ist, sagt man dazu: „Schade, daß Du so früh gegangen bist. Ich bleibe noch ein wenig, solange es mir vergönnt ist; und dann sterbe ich auch".

# Die Krebserkrankung und der Tod als Kommunikationsproblem*

H. P. Bilek

Zu Beginn zwei Informationen:
Die erste: Jeder Dritte von Ihnen kann an Krebs erkranken!
Die zweite: Sie werden alle sterben!

Mit diesen beiden Sätzen habe ich Ihnen eine Information übermittelt, noch dazu in Redundanz, denn beide Mitteilungen sind Ihnen bekannt. Ich könnte mir allerdings vorstellen, daß Sie daraufhin die Kommunikation mit mir einstellen! Wie Sie das auch immer individuell begründen mögen, nach dieser Mitteilung haben Sie keine Lust mehr! Aber ich hoffe doch, daß ich Sie zurückgewinnen kann, daß Sie das Geschehen reflektieren und meinen Ausführungen weiter folgen. Denn wie wahrscheinlich klar ist, wollte ich Ihnen vor Augen führen, daß es Informationen gibt, die wir nicht hören wollen, weil sie unangenehm, ängstigend/bedrohlich sind.

Lassen Sie mich eine Definition einführen: nach Morris und Carnap besteht die Kommunikation mit Hinblick auf das Studium der Semiotik, der Lehre von den Zeichen, aus der Syntaktik, der Semantik und der Pragmatik. Die Syntaktik ist gleichsam die Trägersubstanz für die zu übertragende Bedeutung, die durch die Semantik definiert ist; die Pragmatik beschreibt, was durch die Übermittlung der Bedeutung am Verhalten verändert wird. Wesentlich erscheint mir aber dabei auch der semiotische Aspekt, nämlich, was die Bedeutung für eine Bedeutung für das Individuum hat, also die Zeichen oder Signal-Wirkung. Man kann daraus ableiten, daß Verstehen auf

---

* Vortrag gehalten anläßlich des 3. Wiener Dialogs über Ganzheitsmedizin

zwei Ebenen stattfindet, nämlich formal und emotional. Wenn mir jemand sagt „draußen ist es schon wieder so kalt", so erreicht mich diese Information auf einer kognitiv, rationalen Ebene, aber nicht auf einer emotionalen. Die Information ist gleichsam bland, unbesetzt oder bedeutungs-neutral. Wenn mir aber dann plötzlich einfällt, daß ich vergessen habe, das Frostschutzmittel in meinem Autokühler nachzusehen und mir droht, daß der Motor platzt, dann gewinnt die Information Bedeutung, dann hat sie Signalwirkung.

Allerdings – und das wollte ich Ihnen eingangs demonstrieren – kann die Information eine solche Bedeutung haben, daß sie die momentane emotionale Verarbeitungsfähigkeit übersteigt. Die Folge, wir reduzieren die Information auf die Ebene der Neutralität, sie hat dann – scheinbar – keine Bedeutung mehr für uns; der Vorgang beschreibt das Phänomen der Verdrängung, d.h. unsere Fähigkeit, die Bedeutung der Bedeutung ins Unbewußte „abzuschieben". Denken Sie beispielsweise an die Nachrichten im Fernsehen: wir erhalten eine Flut von Informationen über Greuel in der ganzen Welt, aber offenbar ist dieses Volumen an Schreckensbotschaften nicht verarbeitbar, wir „schalten ab" und reduzieren die Informationen auf ein 0-Niveau. Als Einfügung und zum besseren Verständnis möchte ich die Situation eines psychotischen Menschen skizzieren: dieser sieht die gleichen Nachrichten und verfällt in eine Panikreaktion, weil er glaubt, daß ihn die Ereignisse unmittelbar betreffen; bei ihm funktioniert offenbar das „Filtersystem" nicht. Sinngemäß finden wir auf der pragmatischen (oder Verhaltens-)Ebene im Kontext der Krebserkrankung eine schwere Kommunikationsstörung als ein typisches Merkmal. Das Thema ist weitestgehend tabuisiert, wir wollen uns damit auf der Bedeutungsebene nicht, oder nur sehr ungern auseinandersetzen. Für dieses Faktum gibt es zahlreiche Indizien: z. B. will der Patient seine Diagnose nicht wissen, oft verdrängt er sie, nachdem er auf der Sachebene (. . . bei intakter Syntaktik und transportierter Semantik) klar informiert wurde, Ärzte haben die Tendenz den Patienten nicht zu informieren und kennen eine Reihe von Rationalisierungen, warum das nicht möglich ist. Angehörige können nicht mehr miteinander sprechen, am Arbeitsplatz ist das Faktum, daß jemand an Krebs erkrankt ist, auch kaum aussprechbar. Auf diese Weise geraten Krebspatienten in ein regelrechtes Informations-Ghetto, sie werden und sie schließen sich selbst aus der Kommunikation aus, es kommt gleichsam zu einem *Phänomen,* welches uns unter dem Begriff der *Exkommunikation* wohl vertraut ist. Aus der ursprünglich vorhandenen Nicht-Kommunikation wird eine *Ex*-Kommunikation, ein bedeutsamer Wandel, der in seinem Wesen noch genauer zu untersuchen wäre.

Was aber die Exkommunikation bedeutet, läßt sich besonders gut daran erkennen, daß der Ausschluß aus der Kommunikation als besonders empfindliche Strafe gegen Mitglieder der Gemeinschaft gilt. Der Begriff als solcher hat ja z. B. in der kath. Kirche Tradition, oder denken Sie an Schulklassen, die einem Mitschüler ihre besondere Verachtung dadurch zum Ausdruck bringen, daß sie nichts mehr mit ihm reden. Als ein weiteres Beispiel für die Bedeutung der Kommunikation und die empfindlichste Störanfälligkeit dieses Bereiches möchte ich das „double-bind-Phänomen" aus der Psychosen-Forschung anführen. Im Rahmen der systematischen Familientherapie konnte gezeigt werden, daß eine besondere Form der Kommunikation, nämlich wenn die Information in Diskrepanz zwischen dem transportierten Inhalt und dem Ausdruck stattfindet (verbal versus non-verbal), ein Mitglied der Familie in den Wahnsinn treiben kann. Im politischen Bereich wissen wir, daß Nicht-Kommunizieren zu einer besonderen Verschärfung der Situation führt; ein Nicht-mehr-verhandeln-können kommt faktisch einer Überleitung in den Kriegszustand gleich und leitet den Zerstörungsprozeß ein.

Als mir Prof. Stacher vor einigen Monaten den Vorschlag machte, zu dem Thema Krebs und Kommunikation zu sprechen, war mir klar, daß dies ein ungewöhnlicher Ansatz ist, um das Thema Krebs zu beschreiben. Kommunikation ist ja alles und nichts, war mein erster Gedanke, ohne Kommunikation geht nichts und daher kann man sie auch vernachlässigen. Mir persönlich sind auch wenig Ansätze in dieser Richtung bekannt, lediglich ein Kongreß in Igls vergangenes Jahr war diesem Thema gewidmet, tatsächlich gibt es keinen Schwerpunkt in der einschlägigen Literatur.

Nach einigem Nachdenken wurde mir aber klar, daß Krebs und Kommunikation möglicherweise ein Schlüsselbegriff sein könnte, denn Krebs läßt sich sehr wohl als unmittelbares Kommunikationsphänomen beschreiben. Krebs ist, so kam ich zum Schluß, *Nicht-Kommunikation.* Im Folgenden werde ich versuchen, diese Aussage zu begründen, aber lassen Sie mich davor noch einen zweiten Gedanken, den ich im Zuge dieser Überlegungen hatte, ausführen. Möglicherweise ist das Thema Krebs und Kommunikation auch deswegen erst jetzt aktuell geworden, weil bisher zwei Voraussetzungen gefehlt haben: Die eine wurde auf der Ebene der Molekularbiologie geschaffen, die Botenstoffe identifizieren konnte, die für den Informationsaustausch zwischen den Zellen verantwortlich sind und damit unbestreitbar bewiesen wurde, daß es einen distinkten Kommunikationsablauf zwischen Zellen gibt. Die zweite Voraussetzung hat die Systemtheorie und in ihrer Folge die Semiotik, respektive die Bio-Semiotik, geschaffen. Es ist ja klar, in dem Augenblick, in dem zwei oder mehr Entitäten das gleiche Ziel haben, müssen sie einen Weg der Verständigung finden. Kommunikation ist daher eine „Konditio sine qua non" für Verbände. In der Psychosomatik war diese Fragestellung gerade in der Zeit der Hochblüte der naturwissenschaftlichen Medizin der klassische Stolperstein: Wie, so war die Frage, übertragen sich seelische Prozesse auf körperliche? Aber das Wissen um die Übertragungswege hat ja viel zentralere Bedeutung, als damit psychosomatische Vorgänge zu beschreiben; es geht ja vielmehr um die grundsätzliche Frage, wie die Kommunikation zwischen dem Geschehen auf der zellulären Ebene und dem Individuum als solchem abläuft. Um es an einem einfachen Beispiel zu demonstrieren: wie vermittelt die Zelle dem Individuum, dem sie angehört, daß sie Hunger hat, daß der Zuckerspiegel auf Null ist, daß die Glykosespeicher leer sind und daß Nachschub notwendig ist? Was veranlaßt das Individuum sein Verhalten drastisch zu ändern, aus tiefem Schlaf zu erwachen, taumelig zum Kühlschrank zu wanken, um nach etwas Eßbaren zu suchen? Und verkehrt herum, wie ist es möglich, daß ein pathogener Prozeß, der in der Familie stattfindet, einen Einfluß auf die einzelne Zelle hat, daß sich diese so kontrahiert, daß sie zugrunde geht? Hier hat die Bio-Semiotik einen entscheidenden Durchbruch gebracht, indem sie beschreibt, wie dieser Transport von Information abläuft, oder wie Zellen mit dem Individuum kommunizieren, respektive, wie das Individuum seine Zellen informiert. Am Beispiel des Hungers läßt sich das Modell sehr klar beschreiben: Hunger ist ein Signal oder eben ein Zeichen, daß das Individuum versteht und einschlägig deuten kann (als Einschub, der für das Thema Krebs aus psychosomatischer Sicht von großer Bedeutung ist: das Signal kann in seiner Wirkung auch unterdrückt werden; wenn wir auf einer inneren Ebene beschließen, daß im Augenblick etwas anderes wichtiger ist – in unserem Beispiel der Schlaf – dann werden wir den Hungerreiz ignorieren und weiter schlafen; als bedeutsamen psychodynamischen Aspekt in der Entstehung der Krebserkrankung finden wir häufig das oft jahrzehntelange Unterdrücken von essentiellen persönlichen Bedürfnissen).

Zur Erläuterung dieses neuen Zuganges zum Verständnis der Kommunikation innerhalb des Individuums zwischen den einzelnen Systemebenen – von der Zelle zum Organ, vom Organ zum Organismus, vom Organismus zur Person – möchte ich aus einem Aufsatz von Th. v. Uexküll [Psychosomatic medicine and aggression: theoretical considerations. In: Engelmann SR (ed), Confronting life-threatening illness. Irvington Publishers, New York, 1984] eine einschlägige Stelle zitieren:

*Freud's Trieb-Modell macht den Versuch, die Verbindungen zwischen den im Körper stattfindenden biologischen Prozessen, die üblicherweise entweder nur auf der Ebene der Biochemie oder auf der der psychischen Prozesse verstanden werden, sichtbar zu machen. Der systemtheoretische Ansatz erlaubt es uns die verschiedenen Ebenen des Trieb-Modells präziser zu definieren und deren Beziehung zueinander zu beschreiben. Allerdings gibt uns erst die moderne Semiotik Antwort auf die Frage, wie das Zusammenwirken der verschiedenen Integrationsebenen zu verstehen ist. Basierend auf der Annahme, daß auf jedem dieser Integrationsebenen sehr spezifische Zeichen-Prozesse ablaufen, die die Organisation und Verknüpfung der verschiedenen Elemente des betreffenden Systems aufrechterhalten, begründet sie die Notwendigkeit der*

*Entwicklung einer neuen Sprache, um die Phänomene auf dem jeweils höheren Niveau der Integration zu beschreiben.*

*Auf diese Weise – dies ist zumindest unser heutiger Wissensstand – sind Zeichen-Prozesse für die Übermittlung der genetischen Kodes zwischen den verschiedenen Zellelementen – auf zellulärem Niveau – verantwortlich. Auf dem Niveau des Organismus sind es die Hormone und die nervöse Aktivität, die Verbindung zwischen den einzelnen Organen herstellen; im nächsthöheren Niveau sind es psychische Prozesse, die Übertragung von Informationen zwischen dem Organismus und der Umwelt gewährleisten. Auf jedem dieser Niveaus begegnen wir einem Zeichen-System, welches spezifisch für die jeweilige Ebene der Wahrnehmung und Funktion ist.*

Ende des Zitats.

Die Psyche erhält damit einen anderen Funktions-Kontext, sie ist der Apparat, der für die Übermittlung von Zeichen-Prozessen verantwortlich ist.

Ich möchte Sie nochmals an das eingangs benutzte Beispiel vom Autokühler erinnern. Anfangs ist die Information bland, d. h. sie hat nur semantische Bedeutung; indem ich sie in den Kontext Autokühler und Eisbildung einbaue und ich befürchten muß, daß der Kühler platzt, beginnt die Mitteilung für mich Signal-Wirkung zu erlangen, respektive zum Zeichen zu werden (ein Einschub für diejenigen, die mit der Gestalt-Psychologie vertraut sind: die Figur definiert sich bekanntlich erst aus ihrem Hintergrund, in unserem Beispiel, daß es draußen kalt ist wird erst dadurch zur „Gestalt" für das Individuum, wenn es die Information vor dem Hintergrund seines Autokühlers sieht! Es gibt somit auffällige Übereinstimmungen zwischen der Gestaltpsychologie und der Semiotik, so daß der Eindruck entsteht, beide beschreiben die gleichen Grundphänomene). Also erst jetzt, nachdem die Information Zeichen-Qualität hat, beginnt sich das gesamte „System Mensch" auf ein neues Ziel auszurichten, um rasch Abhilfe zu schaffen.

In Ergänzung: der Vater von Thure v. Uexküll, Jakob v. Uexküll, hat den Grundstein für die Bio-Semiotik gelegt, indem er das Verhalten der Zecken beschrieb, die auf das Signal/Zeichen – der Geruch von warmer Buttersäure – „wissen", daß ein Warmblütler in der Nähe ist und damit ihre Nahrungsquelle.

Ich möchte nun einen Schritt weiter gehen. Ich denke, daß alle, die mit dem Thema Krebs und Krebs-Behandlung vertraut sind, oder die sich damit auf einer persönlichen Ebene auseinandersetzen mußten, um die Tabuisierung, die ich eingangs beschrieben habe, Bescheid wissen. Aber daß diese Nicht-Kommunikation auch auf einer zellulären Ebene stattfindet, ist wahrscheinlich nicht so bekannt. Zur Erläuterung ein Zitat aus einem Vortrag von Frau Cerni, aus dem Krebsforschungs-institut der Universität Wien, den sie anläßlich einer der Jahrestagungen der ÖGPO gehalten hat:

*Durch eine Störung des Zellteilungsmechanismus – insbesondere im Bereich der „housekeeping genes" – verliert die Krebszelle die Fähigkeit zur Funktionalität und zur Kommunikation; d. h. sie kann ihre Aufgaben für den Organismus nicht mehr bewerkstelligen, und sie kann mit den anderen, sie umgebenden, Zellen nicht mehr kommunizieren. Die Fähigkeit zu kommunizieren verliert sie deshalb, weil sie eine andere Membranoberfläche hat, die sie gleichsam „blind" und „taub" für die Mitteilungen der benachbarten Zellen macht. Interzelluläre Botschaften werden über eigene Botenstoffe transportiert, am bekanntesten sind die Interferone und die Interleukine geworden. Eine derartig isolierte Zelle hat in der Folge nur mehr eines im Sinn, sich unaufhörlich zu teilen. Durch den Verlust der (spezifischen) Funktionalität entwickelt sich die Krebszelle rückwärts, d. h. sie wird der Stammzelle ähnlicher. Dieses „Primitiverwerden" bringt aber auch mit sich, daß die Krebszelle nun überall wachsen kann, was die Grundlage der Metastasenbildung darstellt. Es kommt nun zu einem schrankenlosen Wachstum – die Organgrenzen werden nicht mehr respektiert; für normale Zellen sind die Organgrenzen „geheiligte" Schranken, die nicht überschritten werden. Wie bekannt, hält sich auch ein Krebs anfänglich zumeist an diese Grenzen (z. B. carzinoma in situ) und verbleibt dort auch für einen Zeitraum von vier bis fünf Jahren, bevor er – in diesem Falle – die Basalmembran überschreitet. Möglicherweise ist es der „Hunger" der wachsenden Zellen, der sie die Organgrenzen überschreiten läßt, da einerseits ein äußerster Ener-*

*giebedarf durch die hohe Zellteilungsrate besteht und auf der anderen Seite in der Submucosa ideale Ernährungsbedingungen herrschen.*

Ende des Zitats!

Bekanntlich ist eine Grundvoraussetzung für das Krebswachstum die Nicht-Integration des Wachstums von Zellen, wobei nicht klar ist, ob für diese Desintegration die Nicht-Kommunikation Ursache oder Auswirkung ist.

Wenn wir auch – mit unserem gegenwärtigen Wissensstand – die Frage auf der zellulären Ebene nicht beantworten können, auf der gesellschaftlichen Ebene läßt sich mit einiger Sicherheit beschreiben, wie es zu diesem Ausschluß oder zu dieser Nicht-Kommunikation kommt. Wie schon oben angedeutet, haben wir offenbar einen sehr präzisen Gradmesser für die Bedeutung der Bedeutung einer Information in uns. Daß es draußen kalt wird, läßt unseren Protagonisten kalt, aber bei dem Gedanken, daß dabei sein Auto kaputt gehen könnte, wird ihm heiß (in der Wahl dieser umgangssprachlichen Beschreibung wird auch sichtbar, wie die vegetative Reaktionslage mitbeeinflußt wird).

Mit diesem Gradmesser bestimmen wir den Schweregrad der existentiellen Bedrohung; umso gefährlicher uns der Inhalt erscheint, umso eher neigen wir die Information – scheinbar – nicht wahrzunehmen, sprich zu verdrängen. Dabei ist ein merkwürdiges Phänomen zu beobachten, ähnlich wie wir es auch aus der Biologie kennen, nämlich beim Schmerz und beim Schock. Beide Phänomene haben Schutzfunktion, aber wenn ein gewisses Maß überschritten ist, dann passiert das Gegenteil, die Phänomene bedrohen das Leben des Individuums. Vergleichbares geschieht bei der Verarbeitung von einschlägigen Informationen: erscheint die Bedrohung beseitigbar, registriert das Individuum die Gefahr und steuert gegen, erscheint die Gefahr zu groß, d. h. nicht bewältigbar, so reagiert das Individuum nicht, d. h. es liefert sich gleichsam reaktionslos dem Geschehen aus. Für unser Thema Kommunikation ist dabei besonders wichtig, daß sichtbar wird, daß Information alleine – und das wird immer wieder behauptet, ich erinnere an den Slogan: Information im Krankenhaus – zu wenig ist; es muß gleichzeitig auch wahrgenommen werden, wie der Betroffene im Augenblick imstande ist, diese Information auf der Bedeutungsebene zu verarbeiten.

Krebs und Tod haben für die meisten Menschen eine sehr bedrohliche Bedeutung, der erstere erscheint vielen nahezu unbewältigbar, beim letzteren gibt es überhaupt kein Entkommen. Bei beiden Themen ist es sehr leicht nachvollziehbar, was der Grund für ein Nicht-wahr-haben-wollen ist. Krebs löst wahrscheinlich eine unserer Ur-Ängste, die vor dem Gefressen-Werden – von innen aufgefressen werden – aus. Wir sind mit der Umkehr unseres Aggressionstriebes, jener Trieb, der die Basis für die Lebenserhaltung darstellt, da er dafür verantwortlich ist, daß wir uns mit Nahrung versorgen, konfrontiert. Wir kennen alle bewußt und intuitiv die Brutalität, die im Hunger-Trieb enthalten ist und ahnen daher sehr wohl, was es heißt, wenn sich diese Kräfte nach innen richten.

Was das Thema Tod betrifft, so möchte ich mich aus Rahmengründen nicht allzusehr verbreitern, sondern nur kurz einen Gedanken äußern, der einen Teil dieses Bedrohtheitsgefühles erklärbarer macht. Ich glaube, daß das endgültige Ende auch zum narzißtischen Problem wird. Der Tod, der uns die letzte Möglichkeit des Agierens nimmt, nimmt uns damit auch die Möglichkeit ins narzißtische Gleichgewicht zu kommen. Sehr viele Menschen aber sehen sich in ihren letzten Stunden von dem Gedanken bedrängt, daß es noch gilt, dieses oder jenes zu erledigen, um das Gefühl des Zu-wenig-wert-seins abzubauen; sie sehen ihr Leben als unerfüllt und die Werte, die sie geschaffen haben, halten der Zeit nicht stand (denken sie an Hugo v. Hofmannsthals Drama „Jedermann"!). Umgekehrt ist es eine im Rahmen der Psychotherapie wohlbekannte Erfahrung, daß der Tod seinen Schrecken verliert, wenn es dem Betroffenen gelingt, diesen Bereich seines Lebens ins Reine zu bringen.

Sie sehen also, beide Themen enthalten potentiell die Qualität „nicht-bewältigbar" – das ist das *Schlüsselphänomen* – und es kommt zu einer Art Totstell-Reflex – wir kennen das Phänomen auch als paralysierende Angst (der Frosch vor der Schlange!) – der dazu führt, daß die Kommunikation zuerst eingestellt und späterhin ausgegrenzt wird.

Ich habe in meinem Vortrag versucht, den kommunikativen Aspekt der Krebserkrankung und ihres Umfeldes herauszuarbeiten und bin zu dem Schluß gekommen, daß Krebs die *Nicht-Kommunikation* darstellt. Sowohl auf der personell/interaktiven Ebene als auch auf der Zell-Ebene begegnen wir dem nämlichen Phänomen. Zum gegenwärtigen Stand der Forschung können wir nicht *mehr* feststellen, als daß es so ist. Es ist mit Spannung zu erwarten, ob zukünftige Forschungen – im Kontext des Paradigmawechsels – weitere schlüssige Verbindungen aufzeigen werden.

Zum Schluß meiner Ausführungen möchte ich noch schlaglichtartig einige therapeutische Konsequenzen aufzeigen, die sich aus dem beschriebenen Phänomen ergeben. Das erste, das ich erwähnen möchte, ist die Etablierung der sog. „psychosozialen Versorgung" von Krebspatienten. Diese inhaltlich eher diffuse Richtung ist m.E. von großer Wichtigkeit, weil sie dazu angetan ist, dieses oben beschriebene Ghetto zu durchbrechen. Jedes Anbot für den Patienten, welches die Kommunikation wieder in Fluß bringen könnte, ist zu begrüßen, wobei zu beachten ist, daß die Blockade eben auch von der Patienten-Seite her kommt und man viel Geduld und Einfühlungsvermögen aufbringen muß, um mit ihm ins Gespräch zu kommen. Das ist umso wichtiger, als die Erfahrung lehrt, daß dieser existentielle Raum, der notwendig ist, um so belastende Mitteilungen zu tragen, wachsen kann und daß der Betroffene nach einiger Zeit des Reifens sehr wohl imstande ist, über die inhärenten Probleme zu sprechen.

Auf die unmittelbar psychosomatische Ebene eingehend, erinnere ich daran, daß das Symptom als Mitteilungsform zu verstehen ist – A. Adler hat den Begriff der Organ-Sprache kreiert – und daß dies insbesonders für Menschen von Bedeutung ist, die in ihrer vorsprachlichen Zeit geschädigt wurden – und es gibt einige manifeste Anhaltspunkte, daß dies für Krebskranke zutrifft – und die keine andere Ausdrucksform zur Verfügung haben, diesen Konflikt zu kommunizieren. Weiters möchte ich darauf hinweisen, daß der Gedanke, daß es eine heilsame Form von Kommunikation gibt, sehr tief in uns verankert ist, ich zitiere dazu aus der Parzival-Sage: König Amfortas – er ist am Hoden erkrankt – wurde geweissagt, daß er geheilt werden würde, wenn ihn jemand unbedarft nach dem Grund seines Leidens fragte. Als Parzival Amfortas das erste Mal sieht, ist seine spontane Reaktion ihn zu fragen, woran er leidet; doch dann fällt ihm seine Mutter ein, die ihn gelehrt hat, daß es unhöflich ist, jemandem solche Fragen zu stellen. Wenn es vielleicht auch schwer fällt diesen magischen Heilungsaspekt, der in dieser Sage steckt, nachzuvollziehen, so ist doch der Umstand bemerkenswert, daß die Nicht-Kommunikation durch die Schambarriere und durch die Barriere der Höflichkeit, sprich angepaßtes Sozialverhalten, mitbeeinflußt ist. Dies hat auch für unseren alltäglichen Umgang in der Kommunikation mit Menschen, die Krebs haben, ausschlaggebende Bedeutung. So sollte aus der Sicht der Psychoonkologie, der professionelle Helfer um diese Kommunikationsstörung wissen und sich die Fähigkeit erarbeitet haben, dem Krebspatienten ein Gegenüber anzubieten, welches – um einen technischen Ausdruck zu verwenden – imstande ist, die Signale zu dechiffrieren. Gott sei Dank ist dazu nicht unbedingt ein Hochschulstudium notwendig, denn jenseits allen Intellektes sind wir auf einer primitiven, sprich ursprünglichen Ebene dieser Zeichen-Sprache mächtig.

# Ohne meinen Krebs wäre ich längst gestorben

## I. Wilhelm

Vor elf Jahren mußte meine rechte Brust amputiert werden.

Die Diagnose Krebs war für mich gleichbedeutend mit einem Todesurteil; aber es war ein Urteil, das ich insgeheim vage erwartet, wenn nicht unbewußt sogar herbeigesehnt hatte.

Als es dann aber wirklich so weit war, da habe ich mit Entsetzen und mit Panik reagiert. Da wollte ich auf keinen Fall sterben!

Aber nicht, weil mein Leben so schön war, sondern weil mich die Ungewißheit quälte, was nach dem Tod auf mich zukommen würde; und weil sich mir plötzlich Bilder aufgedrängt haben vom Jenseits als einem Ort der Dunkelheit, der Kälte und der grenzenlosen Verlassenheit. Diese Bilder haben mich so heftig heimgesucht und waren so grauenvoll, daß ich nun um jeden Preis am Leben bleiben wollte, auch wenn ich damals an einem aussichtslosen Punkt angelangt war.

*Denn dieses Leben war mir wenigstens vertraut!*

Und damit bin ich auch schon bei einem Grundproblem von mir:

Ich war immer auf der Suche nach Vertrautheit, nach Vertrautsein in irgendeiner Form: sei es innerhalb der Familie, an einem Ort, in einer Gemeinschaft, sei es Vertrautsein mit mir selbst.

Dieses Ziel aber habe ich nie erreicht. Heute sehe ich dafür sehr viele Gründe:

Da war das Hineingeborenwerden in eine zerrüttete Ehe mit einer Mutter, die kaum anwesend war, weil sie von Anfang an die Familie erhalten mußte, da war der Tod meines Vaters, als ich vier Jahre alt war, da waren die Kriegsjahre mit den langen Aufenthalten in Luftschutzkellern und schließlich das Vertriebenwerden aus unserer Heimat Slowenien von einer Stunde zur anderen mit allen Schrecken einer langen Flucht; da war dann später mein Verbanntwerden durch meinen Zwillingsbruder, weil ich mein Leben nicht so lebte, wie er sich das für mich vorgestellt hatte; da war der Tod meines ersten Mannes durch einen Gehirntumor, und das nachdem ich ihn verlassen hatte. Er war schwerer Alkoholiker, und ich mußte unseren damals fünfjährigen Sohn und mich aus dieser Situation befreien.

Und da war schließlich der Krebstod einer Frau, mit deren Mann ich eine Beziehung hatte.

An diesem Punkt beginnt mein Bezug zu Krebs. Ab diesem Zeitpunkt hat sich in mir die Angst verdichtet, daß ich für diese ganzen Ereignisse, für die ich mich zum Teil schuldig fühlte, würde büßen müssen; und allmählich entwickelte ich die fixe Idee, daß ich genau so enden würde wie diese gekränkte Frau, nämlich durch Krebs.

Vorerst aber erkrankte ich an schweren Depressionen, ich war einige Wochen auf der Psychiatrie und wurde zwei Jahre lang mit Psychopharmaka behandelt.

Auf die Idee, mein Leben zu ändern, bin ich damals nicht gekommen; ich hätte auch gar nicht gewußt, wo ich ansetzen soll. Der Zusammenhang zwischen meiner Lebensweise und meiner Erkrankung war mir noch nicht bewußt.

Ich möchte nun etwas näher auf meine Kindheit eingehen und komme daher zurück auf die Zeit nach unserer Flucht, als unsere Mutter mit uns drei Kindern – ich habe noch einen um drei Jahre älteren Bruder – bei Bauern im Ennstal Unterschlupf gefunden hatte.

Wir haben in extremer Armut gelebt und unter Bedingungen, die man sich heute nicht mehr vorstellen kann. Aber das war nicht das Schlimmste. Das worunter ich im meisten gelitten habe, war der Umstand, daß wir von da an Flüchtlinge waren, Vertriebene, Staatenlose und somit ausgegrenzt, fremd, fehl am Platz, den anderen zur Last fallend und immer wieder gedemütigt von den anderen Kindern, aber auch von den Erwachsenen. Mit einem Wort: *Wir waren plötzlich entwertet!*

Diese Entwertung habe ich sehr bald verinnerlicht, und es hat zu den Hauptanstrengungen in meinem Leben gehört, diesen inneren Zustand nicht sichtbar werden zu lassen, denn ich habe mich tief dafür geschämt.

Ich war aber auch ein Kind mit sehr starken Gefühlen. Ich wußte nur nicht, wohin damit. So habe ich sie ausgelebt in endlosen Fantasien und Tagträumen. Davon durfte aber vor allem meine Mutter nichts bemerken, denn sie hat mich ohnehin als überspannt bezeichnet, als zu heftig, zu maßlos, zu schwärmerisch veranlagt und hat mich immer wieder beschworen, mich um Himmels willen nicht hervorzutun, im Hintergrund zu bleiben und bescheiden zu sein, weil wir ja hier nur geduldet seien. Andererseits hat sie mich dazu ermuntert „mein junges Leben unbeschwert zu genießen". Ich habe sehr viel später erst die Widersprüchlichkeit in ihrer ganzen Erziehung erkannt. Heute ist mir klar, warum ich mich immer so schwer zu einer Entscheidung durchringen konnte, denn irgendein Verbot habe ich immer verletzt.

Sicherlich war es auch ein Mißbrauch, daß mich meine Mutter viel zu früh zu ihrer Vertrauten, zu ihrer „vernünftigen Großen" gemacht hat, mit der sie ihre Sorgen teilen konnte. Das hat mich verängstigt und natürlich auch überfordert. Andererseits konnte sie bei Bedarf auch sehr autoritär vorgehen.

Meine beiden Brüder blieben davon weitgehend unbehelligt, vor allem mein Zwillingsbruder, der damals schon an schizophrenen Anfällen litt, der immer geschont, der nicht gereizt werden durfte. Bis dahin war ich mit ihm sehr verbunden, denn wir waren ja viel auf uns allein gestellt und aufeinander angewiesen. Nun aber versuchte er die Familie mit seiner Krankheit in Schach zu halten und sich als mein Vormund aufzuspielen, so daß ich mich allmählich vor ihm zu fürchten begann. Auf beide Brüder war ich sehr eifersüchtig; sie wurden mir vorgezogen, da konnte ich mich noch so sehr bemühen. Und so wurde ich neidig, boshaft, hinterhältig, hochmütig und vieles andere, alles auf eine sehr schwer durchschaubare Art.

Wenn meine Mutter nicht mehr weiter konnte, wenn wir ihr zu viel wurden, dann hat sie etwas getan, was ich auch heute nur schwer verstehen kann: Sie legte sich flach auf den Boden und stellte sich tot. Und sie hat es ausgehalten, daß wir schreiend und weinend um sie herumgelaufen sind, daß wir ihr die Augenlider hochgezogen haben, damit sie wieder aufwacht und uns ansieht. Sie hat das wiederholtemale getan, und es hat immer wieder gleich schrecklich auf uns gewirkt.

Solche Erlebnisse erklären, warum ich immer größere Angst bekam, auch meine Mutter zu verlieren. Es wundert mich heute nicht, daß ich mit der Zeit tatsächlich ein angepaßtes und relativ braves Kind wurde, um das man sich nicht sonderlich kümmern mußte. Ich habe mich gut entwickelt, das hieß damals vor allem in der Schule zu entsprechen. Ich war immer Vorzugsschülerin und habe versucht, das auch in meinem späteren Leben zu bleiben. Ich kam nach Wien und habe als Sekretärin gearbeitet. Ich war von den anderen eingeschätzt als selbstbewußt, als tüchtig, auch als unbeschwert; innerlich aber war ich extrem unsicher. Trotz meiner Erfolge habe ich sehr wenig von mir gehalten. Mitten in einer Gruppe konnte ich z. B. das große Wort führen und mich trotzdem immer am Rande stehend empfinden.

Um andere Menschen habe ich mich krampfhaft bemüht, war aber gleichzeitig vor ihnen auf der Hut. Auch bei meiner Arbeit konnte ich mich nie entspannen; zu sehr war ich angewiesen auf Lob, auf Applaus und Anerkennung. Und da war vor allem die ständige Angst, zu versagen und nicht zu entsprechen.

Es war ein anstrengendes Leben, aufgebaut auf einem wackligen, schiefen Fundament, das ich ständig mühsam ausbalancieren mußte. In meinen Träumen habe ich ein Haus bewohnt, das über einem Abgrund hing. Ich durfte mich nur in der einen Hälfte aufhalten, sonst wäre ich in die Tiefe gestürzt.

Relativ gelöst war ich nur mit mir allein, in der Natur und im Umgang mit Tieren; aber auch da geriet etwa durch einen kleinen aus dem Nest gefallenen Vogel meine Welt sofort aus den Fugen und ich konnte dann auch nicht mehr an einen Gott, an einen guten Gott glauben.

Was geschah nun in der Zeit vor Ausbruch meiner Erkrankung?

Der bereits erwähnte Mann und ich haben geheiratet. Beide haben wir unsere Begegnung von Anfang an als schicksalhaft und unausweichlich empfunden. Aber die Ehe war voller Konflikte. Jeder von uns hätte Wärme und Geborgenheit gebraucht und keiner konnte sie dem anderen geben. Wir haben auch die Auswirkungen des großen Altersunterschiedes unterschätzt und auch die Tatsache, daß mein Sohn Thomas plötzlich mit einem Stiefvater zurechtkommen mußte; mein Mann wiederum war erstmals in seinem Leben mit einem Kind im eigenen Haus konfrontiert und damit vorerst restlos überfordert. Und ich, die ich immer versucht hatte, meine Welt so klein und überschaubar wie möglich zu halten, weil ich mich da sicherer fühlte, habe mir ausgerechnet ein Leben an der Seite eines Mannes ausgesucht, das mir fremd war, das mir nicht entsprochen hat und durch das ich mich durch Überforderung in vieler Hinsicht in Dauerstreß versetzte.

Und da war vor allem das Bild dieser verstorbenen Frau, die mir von meinem Mann immer als vollkommen hingestellt wurde. Ich habe krampfhaft versucht, ihr zu gleichen und sie zu ersetzen, natürlich ein aussichtsloses Unterfangen.

Schließlich ist etwas passiert, was ich als letzten und sehr wesentlichen Anstoß für den Ausbruch meiner Erkrankung ansehe: Mein Mann hat zwar in guter Absicht aber doch gegen meinen Willen begonnen, ein zweites Haus zu bauen, und zwar in der Gegend, wo ich Flüchtling war. Ich hatte mich eben erst mühsam in meiner neuen Umgebung zurechtgefunden und wollte vorerst nichts anderes als mich ausruhen, meinen Mittelpunkt finden und mein Zuhause haben. Ohnehin hat mich jeder Ortswechsel, jede Reise und jedes Kofferpacken halb krank gemacht; und nun wußte ich, würden wir wieder viel unterwegs sein, müßte ich immer wieder meine Zelte abbrechen, *und ich würde wieder nicht wissen, wo ich eigentlich hingehöre.*

Das war der aussichtslose Punkt, von dem ich zu Beginn meiner Rede gesprochen habe. Hier habe ich zu kämpfen aufgehört, und ich denke mir, hier habe ich mich schließlich selbst aufgegeben.

Zwei Wochen nach den Aushubarbeiten zum neuen Haus kam mein ganzer Krebsschaden zutage und es kam zur Operation.

— * —

Ich empfinde heute meine Krebskrankheit als totale Entgleisung meines Lebens. – Aber natürlich war es eine heilsame Entgleisung, denn dadurch habe ich die Chance erhalten, meine Weichen neu zu stellen.

Und das habe ich getan. Vorerst nicht aus eigener Kraft, sondern mit viel Hilfe von außen. Allem voran durch den Beginn einer Psychotherapie, die fast elf Jahre dauern sollte. Ich wußte damals nicht, was das ist, eine Psychotherapie, und so war ich überwältigt von der Tatsache, daß ich plötzlich einem Menschen gegenübersaß, der in diesen Stunden nur für mich da war, der mir zuhörte, der behutsam war, der mich nicht abwertete, mit dem die Gespräche nicht in Streit enden mußten. Ich habe all das aufgesaugt wie ein ausgetrockneter Schwamm. Und ich spürte, jetzt fange ich wieder an zu atmen, jetzt fange ich wieder zu leben an. – Ich bin für diese Erfahrung voller Dankbarkeit.

Gleichzeitig war es die schwere Zeit der Chemotherapie und der täglichen Bestrahlungen, und mein Leben stand auf der Kippe.

Ich bin heute zutiefst davon überzeugt, daß neben all der anderen Unterstützung, die ich auch hatte, dieses Wahrgenommenwerden durch einen anderen Menschen, in dieser Form, daß das die entscheidende Wende zum Guten war. Es war auch die Grundlage und Voraussetzung für den langen, oft schmerzlichen aber auch aufregenden Prozeß, der nun begann, in dem ich mich – gestützt auf diese Therapie – auf die Suche nach mir selbst machte.

Am Ende dieses Weges war ich bereit und fähig, die Verantwortung für mein Leben zu unternehmen; und endlich konnte ich auch Frieden schließen mit den Verstorbenen, aber vor allem mit jenen Menschen, mit denen ich nach wie vor mein Leben teile.

Es ist ein Leben, das ich jetzt als lebenswert empfinde.

# Hinweise für Autoren des wissenschaftlichen Teils

Manuskripteinsendungen bitte an die Adresse der Österreichischen Gesellschaft für Psychoonkologie, Berggasse 20/25, A-1090 Wien.

Manuskripte sind in 3facher Ausfertigung, 1,5zeilig, maschingeschrieben einzureichen (wenn am IBM kompatiblen PC erstellt [DOS-Betriebssystem], 3,5″-Diskette und Ausdrucke wie oben mitzusenden).

Die Manukripte dürfen nicht anderswo publiziert oder zur Publikation eingereicht worden sein. Ein Exemplar verbleibt bei der Redaktion.

Die Manuskripte sollen kurz und präzise abgefaßt und möglichst durch Zwischenüberschriften gegliedert sein. Die Gliederung des gesamten Manuskriptes immer in dieser Reihenfolge: Titel, Autor(en)namen, Kurzfassung, Schlüsselwörter, abstract, keywords, Text, zitierte Literatur (alphabetisch geordnet), eine Korrespondenzadresse mit vollständigen Namen aller Autoren sowie Institutionen bzw. beruflicher Tätigkeit.

Zitierte Literatur in üblicher Form: sämtliche Autorennamen und Vornamen, Jahreszahl, Titel, Zeitschrift, Band, Seiten.

Wörtliche Zitate sind mit Seitenangaben zu belegen.

Abbildungen können nur in Ausnahmefällen veröffentlicht werden.

---

# SpringerMedizin

Österreichische Gesellschaft
für Psychoonkologie (Hrsg.)
Jahrbuch der Psychoonkologie 1994

1994. 4 Abbildungen. VIII, 187 Seiten.
Broschiert DM 39,–, öS 275,–
ISBN 3-211-82617-3
Jahrbuch der Psychoonkologie

Inhaltsverzeichnis:
Wissenschaftlicher Teil: H. Ebell, C. Przetak, T. Kapsner:
Die Verlaufserfassung von Tumorschmerzsyndromen; R. Topf,
J. Trimmel, L. Vachalek, Ch. Felsberger, H. Gadner: Das Psycho-
soziale Betreuungskonzept der Pädiatrischen Onkologie des
St.-Anna-Kinderspitals; L. H. Eckensberger, R. Kreibich-
Fischer: Affektive und kognitive Verarbeitung des Krankheitsge-
schehens bei krebskranken Patienten; D. Lenzen: Krankheit und
Todesverdrängung im Lebenslauf. Funktionen medizinischer
Intervention für die Phasierung des Lebens; H. Ebell: Zum Stel-
lenwert der Hypnotherapie im Rahmen eines Gesamttherapie-
konzepts
Beiträge zur psychoonkologischen Weiterbildung: H. Goodare:
Die psychologische Betreuung von Krebspatienten – Probleme
und Möglichkeiten; F. I. Fawzy: Kommentar zu Goodare. Der
Nutzen einer Kurzzeit-Gruppentherapie für Krebspatienten;
J. Rowland: Kommentar zu Goodare. Psychosoziale Betreuung
bei Krebs: Auf der Suche nach dem perfekten Paradigma
Vorträge von den Jahrestagungen der Österreichischen Gesellschaft für Psychoonkologie in Bad Ischl: H. Stierlin: Überlegungen zum systemischen Vorgehen bei schweren Störungen;
M. Kahleyss: Psychoanalytische Ansätze zum Krebsverständnis;
H. P. Bilek: Gestalt-Therapie in der psychosozialen Betreuung
von Krebspatienten; E. Mörwald: Krebskranke im Routinebetrieb einer chirurgischen Station – Erfahrungen einer Krankenschwester; M. S. Hartmann: Buchbespechung

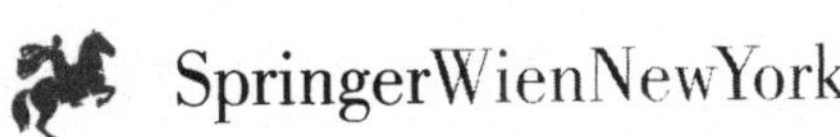

SpringerWienNewYork

P.O.Box 89, A-1201 Wien • New York, NY 10010, 175 Fifth Avenue
Heidelberger Platz 3, D-14197 Berlin • Tokyo 113, 3-13, Hongo 3-chome, Bunkyo-ku

# SpringerMedizin

Österreichische Gesellschaft
für Psychoonkologie (Hrsg.)
## Jahrbuch der Psychoonkologie 1993

1993. 6 Abbildungen. X, 133 Seiten.
Broschiert DM 39,–, öS 275,–
ISBN 3-211-82526-6
Jahrbuch der Psychoonkologie

Inhaltsverzeichnis:
Wissenschaftlicher Teil: H. Kappauf, J. Birkmann: Psycho-
neuroimmunologie und ihre Bedeutung für die Krebsforschung;
G. Gatterer, B. Sandor-Imre: Psychosoziale Aspekte der
Krebstherapie im höheren Lebensalter; H. P. Bilek: Über den
psychotherapeutischen Zugang zu krebskranken Menschen;
U. Schlömer, K.-H. Hübener, R. Verres, K. Klusmann, M. Frost:
Psychosoziale Unterstützung für ambulante Strahlentherapie-
patienten: Entwicklung und Evaluation eines Modellprojektes;
I. Schreiner-Frech, M. Langer: Krankenhaushierarchie und
Bewältigungsmechanismen bei Karzinompatienten
Beiträge zur psychoonkologischen Weiterbildung: W. König:
Umgang mit Extremsituationen; H. Deibner: Über meinen Sohn
– Referat mit Kommentar von H. P. Bilek; M. Hartmann: Buch-
besprechung
Vorträge von den Jahrestagungen der Österreichischen Gesell-
schaft für Psychoonkologie in Bad Ischl: C. O. Simonton: Die
Rolle psychosozialer Beratung in der Behandlung von Krebs-
kranken; B. Hellinger: Was in der Schicksalsgemeinschaft von
Familie und Sippe zu Krankheiten führt und zu Selbstmord und
Tod und was vielleicht diese Schicksale wendet; W. Büntig:
Strukturierte Kommunikation in der Behandlung krebskranker
Familien

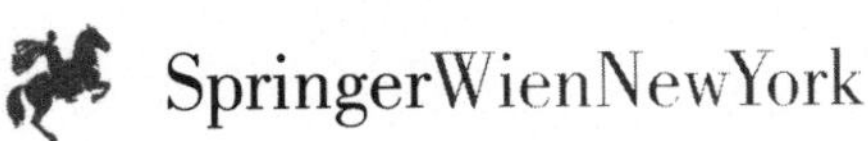

# SpringerWienNewYork

P.O.Box 89, A-1201 Wien • New York, NY 10010, 175 Fifth Avenue
Heidelberger Platz 3, D-14197 Berlin • Tokyo 113, 3-13, Hongo 3-chome, Bunkyo-ku